KB271201

당질 제한식 다이어트

당질 제한식 다이어트

당질 제한식 다이어트

에베 코지 지음
이근아 옮김

맛있는 음식을 배불리 먹어도 누구나 살이 빠진다!
살이 찌고 빠지는 것을 결정하는 것은 칼로리가 아니라 당질!

이아소

억지로 굶고 운동하지 않아도 살이 빠지는
당질 제한식 다이어트

초판 1쇄 발행 2012년 6월 30일
초판 7쇄 발행 2020년 11월 11일

지은이 에베 코지
옮긴이 이근아
펴낸이 명혜정
펴낸곳 도서출판 이아소

등록번호 제311-2004-00014호
등록일자 2004년 4월 22일
주소 04002 서울시 마포구 월드컵북로5나길 18 1012호
전화 (02)337-0446 **팩스** (02)337-0402

책값은 뒤표지에 있습니다.
ISBN 978-89-92131-62-9 13510

도서출판 이아소는 독자 여러분의 의견을 소중하게 생각합니다.
E-mail: iasobook@gmail.com

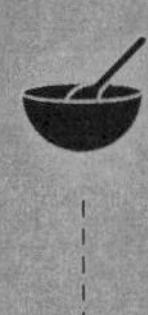

이 책에서 권하는 식사법은 당질 제한식이라는 식사법입니다.

맛있는 음식을 원하는 만큼 먹을 수 있고 술도 마실 수 있기 때문에,

뭐든지 절제해야 하는 지금까지의 다이어트법과 비교하면

매우 행복한 방법이라 할 수 있습니다.

또한 칼로리를 계산하는 번거로움도, 운동도 필요 없습니다.

너무나 간단하고 편하기 때문에

게으름뱅이 다이어트라고 부르는 사람도 있을 정도입니다.

맛있는 음식을 마음껏 먹고 살 빼는 기적의 다이어트 비결

이 책에서 권하고 있는 식사법은 당질 제한식이라는 식사법입니다. 이것은 식사에서 '당질'을 되도록 줄이는 식사법으로, 어떤 사람은 미식(美食) 다이어트라고 부르기도 합니다(당질에 대해서는 89페이지 참조).

당질 제한식에서는 육식이나 생선도, 튀김이나 볶음도 마음껏 먹을 수 있습니다. 맛있는 음식을 즐기면서 살도 뺄 수 있으니 미식(美食) 다이어트라는 별칭이 붙은 것입니다.

또한 당질 제한식은 먹고 싶은 만큼 먹을 수 있기 때문에 배부른 다이어트라고 부르는 사람도 있습니다. 종류만 제한하면 술을 마셔도 괜찮습니다. 맛있는 음식을 마음껏 먹을 수 있고 술까지 즐길 수 있기 때문에, 뭐든지 절제해야 하는 지금까지의 다이어트법과 비교하면 너무나 행복한 방법이지요.

게다가 칼로리를 계산하는 번거로움도, 운동도 필요 없습니다. 너무나 간단하고 편하기 때문에 게으름뱅이 다이어트라고 부르는 사람도 있을 정도입니다.

이런 말을 하면 세상에 그런 다이어트가 어디 있냐고, 믿을 수 없다고 고개를 젓는 사람도 있을 것입니다. 하지만 당질 제한식의 체중감소 효과에는 확실한 의학적 근거가 있으며, 효과가 아주 뛰어날 뿐만 아니라 안전하고 건강에도 좋은 식사법이기도 합니다.

미식 다이어트나 게으름뱅이 다이어트 등으로 불리며 많은 주목을 받는 것은 상당히 기쁜 일이지만, 사실 이 식사법은 다이어트를 겨냥해서 만들어진 것이 아닙니다. 원래는 아주 효과적인 당뇨병 치료식이지요.

저는 지금까지 1,300명 이상의 환자에게 이 식사법을 직접 지도해왔습니다. 인터넷이나 책을 통해 알게 된 사람도 많기 때문에 실제로는 수만 명 이상이 이 식사법을 실천하고 있을 것입니다. 당질 제한식을 시작한 사람 중에 약 80퍼센트는 규칙을 철저히 지키며 계속해나가고 있는데, 이들 대부분이 치료 효과를 보고 있습니다.

당뇨병은 비만과 깊은 관계가 있으므로 당뇨병 치료에는 비만 개선도 포함됩니다. 따라서 당질 제한식에 의한 치료효과에는 당연히 비만 해소도 들어갑니다. 이 식사법이 다이어트에도 아주 효과적인 것은 이 때문이며, 당뇨병과 관계없이 다이어트를 위해 이 식사를 하는 사람도 점점 늘고 있습니다.

따라서 미식 다이어트나 배부른 다이어트는 어디까지나 결과일 뿐입니다. 당뇨병 치료에 효과가 있는 식사가 어쩌다 보니 편한 다이어트법이 된 것입니다. 물론 이 식사법의 본질을 생각하면 이것도 당연한 결과일지 모릅니다. 훌륭한 치료법이 훌륭한 미용법이기도 한 이유는, 건강이나 아름다움이나 기본은 식사이기 때문입니다.

무엇보다 당질 제한식은 인간 본래의 아주 자연스러운 식사입니다. 인간의 음식 역사를 생각하면 쉽게 이해가 될 것입니다.

인간이라는 동물이 지구에 등장한 것은 약 400만 년 전이라고 합니다. 벼나 밀 등 곡물을 재배해서 주식으로 삼게 된 것은 고작해야 1만 년 정도 전입니다. 그 이전 399만 년 동안에는 직접 잡은 동물이나 생선을 중심으로 먹었기 때문에 당질을 먹을 기회는 아주 적었습니다. 따라서 인간의 몸은 399만 년에 걸쳐 당질이 적은 식생활에 맞는 구조를 완성해온 셈입니다. 반대로 말하면 당질이 많은 식사는 원래 인간의 몸에는 맞지 않는 것이지요.

그나마 반세기 전까지는 그래도 괜찮았습니다. 운동량이 많고, 곡물도 지금처럼 흰쌀이나 흰 밀가루가 아니라 현미나 통밀가루 형태였지요. 따라서 당질을 많이 먹어도 인슐린이라는 비만호르몬을 많이 분비할 필요가 없었습니다.

하지만 현대의 식생활은 비만호르몬이 많이 필요합니다. 현대인에게 비만이나 당뇨병이 많은 것도 당질이 많은 식사로 우리 몸이 무리를 한 결과입니다. 즉 현대인이 쉽게 살이 찌는 것은 당질이 많은 식사에 원인이 있는 것입니다.

당질 제한식은 인간 본래의 자연스러운 식사법입니다. 따라서 병과 비만에 효과가 있고 미용에도 좋다고 할 수 있습니다. 자연스러운 식사가 인간을 자연스러운 모습으로 되돌려 본래의 아름다움을 되찾아주는 것은 당연한 일이기 때문입니다.

이 책의 2장은 당질 제한식으로 살이 빠지는 이유를 의학적으로 설명한 부분이므로, 어렵다고 생각되면 건너뛰어도 상관없습니다.

우리 몸에 가장 자연스러운 식사로 여러분 모두 본래의 아름다움을 되찾기 바랍니다.

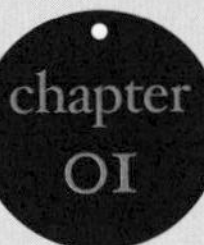

배고픈 다이어트는 가라

마음껏 먹고 살 빼는
당질 제한식에 관한 의학적 근거

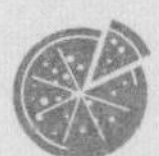
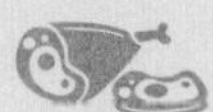
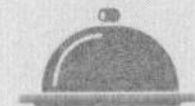
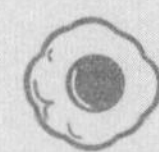

당질 제한식 다이어트의 놀라운 효과

참을 필요 없고 편한 다이어트

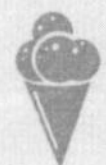 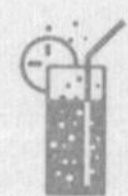 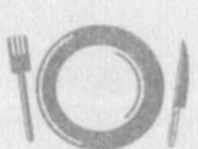 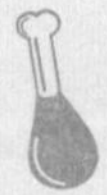 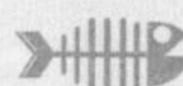

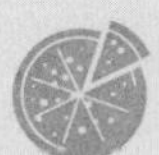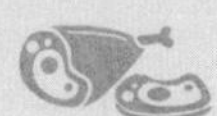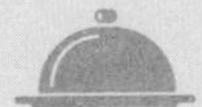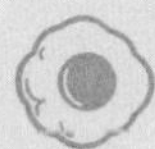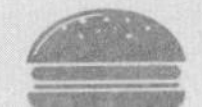

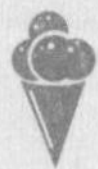
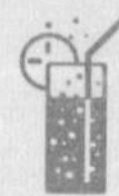

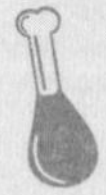
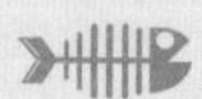

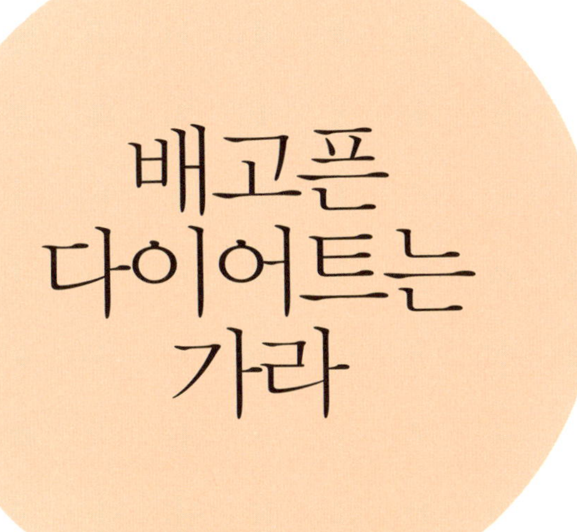

chapter 01

배고픈 다이어트는 가라

칼로리와 비만은
아무 상관이 없다

다이어트는 현대인의 최고 관심사 가운데 하나다. 대사증후군이라는 말이 널리 알려져 있듯이 비만은 대표적인 현대병으로, 미용뿐만 아니라 건강을 위해서도 살이 찌는 것을 경계하는 것은 이미 상식이 되어 있다.

그런데 다이어트라는 것이 쉽지가 않다. 비만으로 고통 받고 있는 사람은 늘고 있는 반면, 제대로 살을 빼는 사람보다 실패하는 사람이 더 많다.

이것은 어쩌면 당연한 일이다. 얼마 전까지만 해도 의학계조차 인간이 왜 살이 찌고, 어떻게 해야 살이 빠지는지 제대로 알지 못했다. 그 결과 효과가 거의 없는 다이어트법이 널리 알려지고, 사람들은 이것을 올바르다고 믿게 되었다. 우리 몸의 구조로 보아 오히려 몸에 무리가 가는 식생활이 다이어트법으로 버젓이 통했던 것이다.

나는 다이어트에 얽힌 여러 가지 오해 가운데 가장 잘못된 것이 칼로리 신화라고 생각한다. 칼로리 신화란 '칼로리가 같으면 무엇을 먹어도 마찬가지'라는 개념이다.

여러 가지 다이어트법을 시험해본 사람이라면 실감하겠지만, 살이 쉽게 찌는 식사와 살이 쉽게 빠지는 식사는 따로 있다. 그런데도 의사를 비롯한 전문가들은 이렇게 말했다.

"살이 찌는 것은 칼로리를 지나치게 섭취했기 때문입니다. 무엇을 먹는지는 관계없습니다."

다행히 칼로리 신화는 최근의 연구를 통해 잘못되었음이 증명되었다.

살이 찌고 빠지는 것을
결정하는 요인

'감량 효과는 칼로리와 지방을 제한하는 것보다 당질을 제한하는 편이 높다.'

이러한 연구결과가 최근 3, 4년 동안 권위 있는 전문지에 계속 발표되고 있다. 그중 대표적인 것이 〈뉴잉글랜드 저널 오브 메디슨〉과 〈미국의사회 잡지〉에 발표된 두 가지 논문일 것이다. 자세한 내용은 생략하겠지만, 논문이 실린 두 잡지는 세계에서 신뢰 받는 의학전문지로, 당연히 게재된 논문도 엄격한 심사를 통과한 믿을 만한 내용이다.

이 두 논문에 의해 칼로리 신화에 대한 오해는 결정적으로 증명되었다고 할 수 있다. 그리고 다음 두 가지 사항이 의학계에서도 확실한 사실임이 확인되었다.

1- 칼로리가 같아도 무엇을 먹느냐에 따라 살이 쉽게 찌기도 쉽게 빠
지기도 한다.
2- 칼로리와 지방을 제한하는 것보다 당질을 줄이면 살을 쉽게 뺄 수
있다.

우리는 일상생활에서 살이 쉽게 빠지는 식단이 있고 살이 잘 찌는
식단이 있다는 것을 어렴풋이 느끼고 있다. 1은 이에 대한 증명이라
고 할 수 있다.

하지만 2에 대해서는 의외라고 생각하는 사람이 많을 것이다. 칼
로리를 제한한다는 것은 말하자면 소식을 하는 것으로, 적게 먹으면
살이 빠진다는 것은 누구나 쉽게 이해할 수 있다. 한편 당질을 줄인
다는 것은 밥이나 빵, 면류를 제한하는 것이므로, 반대로 말하면 그
외 육류나 생선, 기름기가 많은 식품 같은 것은 신경 쓰지 않고 먹어
도 좋다는 말이다. 기름기 있는 음식을 먹는데 어째서 몸의 지방이
줄고 살이 빠지는 걸까?

그 이유는 우리 몸의 구조에 있다.

비만호르몬이 분비되는 음식

인슐린이라는 물질은 인간의 몸속에서 작용하는 호르몬의 하나로, 살아가는 데 반드시 필요한 중요한 물질이다. 인슐린은 여러 가지 작용을 하는데, 그중에서도 가장 중요한 작용은 혈액 속의 포도당, 즉 혈당을 에너지로 사용하게 만드는 것이다. 이러한 작용을 하지 못하면 생명에 지장이 생긴다. 인슐린이 잘 분비되지 않거나 제대로 작용하지 않으면 당뇨병에 걸리게 된다.

하지만 이렇게 중요한 호르몬이라도 지나치게 많이 분비되면 오히려 몸에 해로운 일을 하기도 한다. 인슐린은 몸에 지방을 축적시키는 역할도 하므로 인슐린이 대량으로 분비되는 생활을 지속하면 점점 비만해진다. 이 때문에 인슐린은 **'비만호르몬'**이라고 불리기도 한다.

　밥이나 빵, 면류 같은 당질을 제한하면 살이 빠지는 이유는 바로 이 비만호르몬의 작용 때문이다. 왜냐하면 인슐린이 대량으로 분비되는 것은 당질을 먹었을 때뿐이기 때문이다.

　인슐린은 혈당이 많아지면 거기에 맞춰 다량 분비된다. 포도당은 당질의 한 종류로, 당질이 포함된 음식을 먹으면 위에서 당질이 소화되어 포도당으로 바뀐다. 이것이 혈액 속으로 들어가면 혈당치가 높아져 인슐린이 분비되는 것이다. 혈당을 갑자기 증가시키는 것은 당질뿐이다. 지질이나 단백질은 먹어도 인슐린이 거의 분비되지 않는다.

　식사로 당질을 섭취하면 그만큼 많은 비만호르몬이 분비되므로, 당질을 많이 섭취하는 식생활을 하면 우리 몸이 계속 지방을 축적해 쉽게 살이 찌는 것이다. 반대로 말하면 당질을 적게 섭취하는 경우는 비만호르몬도 별로 분비되지 않는다. 따라서 당질을 제한하면 쉽게 살이 빠지는 것이다.

　우리 몸의 구조를 이해하면 이것은 지극히 자연스러운 원리임을 알 수 있다.

배불리 먹고도
살이 빠지는 당질 제한 식사법

이 책에서 소개하는 다이어트는 식사를 당질 제한식으로 바꿔주기만 하면 된다. 그렇다면 당질 제한식은 구체적으로 어떤 식사일까? 우선 다음 페이지에 정리한 당질 제한식의 열 가지 특징을 살펴보자.

이것은 내가 '당질 제한식의 열 가지 규칙'이라고 부르는 것으로, 당질 제한식의 핵심이라 할 수 있다. 읽어보면 주식을 먹지 않고 반찬을 중심으로 먹는 식사이며, 건강에 도움이 되는 요소를 첨가한 것임을 짐작할 수 있다. 이것을 기준으로 음식을 선택하면 먹는 양은 특별히 제한하지 않아도 된다. 극단적인 대식가가 아닌 이상 위장이 만족할 때까지 먹어도 된다.

또한 실제 식생활에서 식품을 선택하는 것도 간단하다. 당질이 많

당질 제한식의 열 가지 규칙

① 어패류, 육류, 두부, 낫토, 치즈 등 단백질과 지방이 주성분인 식품은 듬뿍 먹어도 좋다.

② 당질, 특히 흰 빵, 흰쌀, 면류, 과자, 흰 설탕 등 정제된 당질은 철저하게 피한다.

③ 주식을 먹을 때는 정제되지 않은 곡물(예를 들어 현미나 통밀 등)이 좋다.

④ 음료는 성분을 조정하지 않은 두유, 물, 보리차, 엽차 등이 좋다. 우유나 과일은 피한다.

⑤ 당질 함유량이 적은 채소, 해조류, 버섯류는 적당량 먹는다. 과일은 소량으로 그친다.

⑥ 올리브오일이나 생선의 지방산(EPA, DHA)은 적극적으로 먹는다. 리놀산(여러 가지 식물성 기름에 함유되어 있는 불포화지방산)은 섭취량을 줄인다.

⑦ 버터나 설탕을 사용하지 않은 마요네즈는 먹어도 괜찮다.

⑧ 증류주(소주, 위스키, 브랜디 등)는 마셔도 괜찮지만, 양조주(맥주, 샴페인 등)는 피한다.

⑨ 간식이나 술안주는 치즈나 견과류를 중심으로 적당량 먹는다. 과자류나 말린 과일은 먹지 않는다.

⑩ 되도록 화학합성 첨가물이 함유되지 않은 식품을 선택한다.

이 함유된 식품을 기억해두기만 하면 되기 때문이다. 책 뒷부분에 피해야 할 대표적인 식품을 정리해 놓았으므로 기억해두기 바란다. 당질이 많이 함유되어 있는 식품은 대부분 즉시 알 수 있으므로 그렇게 어려운 일이 아니다. 주식으로 먹는 밥이나 빵, 면류, 그리고 감자나 호박 같은 채소, 단맛이 나는 식품을 피하면 거의 OK다.

당질 제한식의 기준은 한 끼 식사에서 섭취하는 당질의 총량을 20그램 이내로 하는 것이다. 식품의 당질량은 부록을 참조하기 바란다. 물론 이것은 어디까지나 기준일 뿐이므로, 매 끼마다 당질의 양을 철저히 계산할 필요는 없다. 당질이 많이 함유된 식품을 피하는 것만으로 충분하다.

칼로리를 제한하는 다이어트와는 달리 당질 제한식에서 알아둘 것은 이것뿐이다. 간단한 데다 반찬도 상당히 자유롭게 먹을 수 있다. 고통스러운 칼로리 제한보다 훨씬 편하게 지속할 수 있을 것이다.

상황에 따른
3가지 다이어트 타입

이번에는 당질 제한식을 이용한 다이어트 방법에 대해 알아보자. 우선 당질 제한식에는 세 가지 타입이 있다.

첫 번째는 기본형 당질 제한식이다. 이것은 하루 세 끼 중에서 한 번만 주식으로 당질을 섭취하고, 나머지 두 끼는 주식을 포함해 당질이 많은 식품을 제한하는 식사법이다. 당질을 섭취하는 한 끼 식사는 아침이든 점심이든 상관없지만 저녁은 피한다.

저녁식사 후에는 잠을 자기 때문에 온몸이 휴식을 취한다. 특히 포도당을 많이 소비하는 뇌도 잠을 자는 동안에는 활동을 쉬므로, 수면 중에는 포도당이 거의 소비되지 않아 비만호르몬에 의해 축적된 지방이 그대로 남게 된다. 따라서 저녁에는 당질을 먹지 않는 편이 좋다.

두 번째는 슈퍼 당질 제한식이다. 이것은 하루 세 끼 모든 식사에서 당질이 많은 식품을 제한하는 식사법이다. 혈액 속의 포도당(혈당)은 당질을 섭취하지 않는 한 급격하게 늘어날 일이 없으므로, 슈퍼 당질 제한식에서는 비만호르몬이 대량으로 분비되는 일은 한 차례도 일어나지 않는다. 이 때문에 다이어트 효과가 아주 커서 대부분은 시작한 지 며칠 만에 체중이 줄고, 반년 정도 지속하면 표준 체중까지 떨어져 이 체중이 계속 유지된다.

세 번째는 간단형 당질 제한식이다. 이것은 하루 세 끼 중에서 저녁 식사만 당질이 많은 식품을 제한하는 식사법이다. 한 끼만 당질을 제한하므로 실행하기는 아주 쉽지만 체중은 천천히 떨어진다.

당질을 제한하는 횟수가 많을수록 다이어트 효과는 크지만, 주식을 먹지 않는 식생활에 불안을 느끼는 사람도 있을 것이다. 오랜 시간 동안 밥이나 빵을 중심으로 식사를 해왔다면, 이런 식사법이 당황스럽게 느껴지는 것도 무리는 아니다.

이런 사람은 우선 간단형 당질 제한식으로 시험해보는 것이 좋다. 하루에 한 끼만 당질을 식단에서 빼보는 것이다. 해보면 의외로 쉽고 간단하게 느껴질 것이다.

살을 빨리 빼고 싶은 사람을 위한 특별 처방전

다이어트를 목적으로 하는 경우 당질 제한식을 가장 효과적으로 활용하려면, 자신의 몸을 인슐린이라는 비만호르몬이 분비되지 않는 상태로 빨리 전환하는 것이 중요하다. 따라서 다이어트 효과가 빨리 나타나기를 원하는 사람은 슈퍼 당질 제한식을 실행하도록 한다. 그러면 우리 몸속은 지방을 쉽게 축적하는 상태에서 쉽게 연소하는 상태로 바뀐다. 이것은 체중이 줄기 시작하는 것으로 확인할 수 있다. 개인차가 있기는 하지만 대부분 사흘에서 일주일 안에 체중이 줄기 시작한다.

살이 잘 빠지는 몸으로 전환하는 데 목적이 있다면 슈퍼 당질 제한식의 기간은 일주일에서 2주일 정도가 적당하다. 그 다음은 기본형 당질 제한식이나 간단형 당질 제한식으로 바꿔 지방이 잘 축적되지 않는 몸을 유지하면 된다. 즉 슈퍼 당질 제한식으로 몸 상태를 바꾸고 기본형이나 간단형으로 유지하는 것이다.

물론 표준 체중이 될 때까지 슈퍼 당질 제한식을 계속해도 상관없다. 다만 당질을 제한하는 횟수와 다이어트 효과는 개인차가 있어, 간단형만으로 체중이 충분히 감소하는 사람도 있고 기본형이 적당한 사람도 있다. 소수이기는 하지만 슈퍼 당질 제한식으로도 살이 빠지지 않는 사람도 있다. 이것은 유전적으로 살이 잘 빠지지 않는 체질이기 때문인데, 이 경우는 다른 방법과 함께 병행한다. 이에 대해서는 뒤에서 다시 설명하도록 하겠다.

당질 제한식의 효과적인 활용법은 이상과 같지만 어디까지나 기준일 뿐이므로, 실행할 때는 좀 더 유연하게 생각해도 좋다.

비만과 비만호르몬, 그리고 당질은 서로 깊게 연관되어 있다. 당질 제한식의 다이어트 효과는 확실하다. 물론 개인차는 있지만, 당질을 적게 섭취해서 비만호르몬의 분비량을 줄이면 줄어든 만큼 효과가 나타난다.

따라서 간단형이든 기본형이든 일단 당질 제한식을 시작해보자. 틀림없이 효과가 나타날 것이다.

체질상 살이 잘 빠지지 않는 사람을 위한 처방전

당질 제한식의 다이어트 효과는 아주 뛰어나서 간단형으로도 대부분의 경우 체중이 감소한다. 당질을 제한하는 횟수가 많으면 체중이 빨리 감소하고 횟수가 적으면 체중이 서서히 감소할 뿐이다. 물론 여기에는 개인차가 있고 살이 잘 빠지지 않는 체질도 분명히 존재한다.

예를 들어 내가 직접 지도했던 사람 중에는 슈퍼 당질 제한식을 철저하게 실행했지만 한 달에 1킬로그램밖에 체중이 감소하지 않은 여성도 있었다.

확실한 증거가 있는 것은 아니지만, 체질상 살이 잘 빠지지 않는 사람은 검약유전자를 가지고 있을 가능성이 있다.

미국에 살고 있는 피마인디언에게서 기초대사를 낮추는 유전자가 발견되었는데, 이 유전자를 검약유전자라고 한다. 기초대사란 생명을 유지하는 최저한의 에너지다. 이것이 낮다는 것은 적은 칼로리로 생존할 수 있는 연비가 좋은 사람이라는 말로, 옛날처럼 식량 사정이 안 좋았을 때는 아주 유리한 체질이었다. 하지만 먹을 것이 넘쳐나는 요즘 같은 시대에는 연비가 좋다는 것이 오히려 나쁘게 작용해, 농경생활을 그만두고 미국형 식생활을 하게 된 피마인디언은 극도로 비만해졌다.

이러한 검약유전자를 꼭 피마인디언만 갖고 있으라는 법은 없다. 실제로 동양인 중에도 검약유전자를 갖고 있는 사람이 상당히 많을 것으로 추측된다. 당질 제한식을 실행해도 살이 빠지지 않는 사람을 보면 검약유전자가 저절로 떠오른다. 앞에서 예로 든 여성의 경우 예외적으로 당질 제한식에 칼로리까지 제한을 해봤더니 그제야 살이 빠지기 시작했다. 내 경험으로 이런 사람은 전체의 10퍼센트 미만이었다.

슈퍼 당질 제한식을 2주일 동안 지속해도 체중이 거의 감소하지 않는 사람은 검약유전자를 갖고 있을 가능성이 있다. 이 경우는 먹는 양을 20퍼센트 정도 줄이면 체중이 떨어질 것이다. 하지만 보통 사람이 살을 빨리 빼고 싶은 마음에 이런 방법을 쓰게 되면 살이 극단적으로 빠지므로 상당히 위험하다.

◎ 칼로리 신화는 잘못됐다.

◎ 칼로리를 제한하는 것보다 당질을 적게 섭취하는 편이 살이 잘 빠진다.

◎ 당질을 섭취하면 혈당이 증가해 비만호르몬인 인슐린이 분비된다.

◎ 당질 제한식은 주식을 먹지 않고 반찬을 중심으로 먹는다.

◎ 주식과 감자류, 일부 채소와 단맛이 나는 식품을 제외하면 대부분 OK!

◎ 당질 제한식에는 세 가지 타입(기본형, 슈퍼, 간단형)이 있다.

◎ 간단형은 저녁식사만 당질을 제한하므로 쉽게 실천할 수 있다.

◎ 슈퍼 당질 제한식은 세 끼 모두 당질을 제한하므로 효과가 가장 크다.

◎ 당질 제한식을 가장 효과적으로 활용하려면, 슈퍼 당질 제한식으로 살이 쉽게 빠지는 몸으로 전환한 다음 기본형이나 간단형으로 이를 유지하는 것이다.

◎ 살이 빠지는 속도에 차이가 있을 뿐 세 가지 타입 모두 다이어트 효과가 있다.

◎ 검약유전자를 가진 사람은 체질상 살이 잘 빠지지 않으며 전체의 10퍼센트 미만을 차지한다.

◎ 슈퍼 당질 제한식을 2주일 동안 계속해도 체중이 거의 감소하지 않으면 검약유전자를 갖고 있을 가능성이 있다.

◎ 검약유전자를 가진 사람은 슈퍼 당질 제한식을 하면서 먹는 양을 20퍼센트 줄인다.

마음껏 먹고 살 빼는 당질 제한식에 관한 의학적 근거

칼로리 사용량이
많아진다

원칙적으로 말하면 몸이 받아들인 칼로리(열량)보다 사용하거나 밖으로 내보내는 칼로리가 많으면 살이 빠진다. 이것은 칼로리를 제한하는 식사를 할 때나 당질을 제한하는 식사를 할 때도 마찬가지다.

하지만 당질을 많이 섭취하면 비만호르몬이 많이 분비되기 때문에, 필요 이상으로 섭취한 칼로리는 지방으로 몸에 남게 된다. 지금까지 여러 다이어트법에서 칼로리를 제한한 이유는 당질 섭취량이 많았기 때문이다. 당질과 비만호르몬을 무시한 채 살을 빼려고 했던 것이다.

반면에 당질을 제한하면 섭취한 칼로리가 다소 많더라도 살이 찌지 않는다. 어떻게 이럴 수 있을까? 비만호르몬이 적게 분비돼서 지방이 몸에 잘 축적되지 않는다고 해도, 몸이 사용하는 열량보다 많이 먹으면 살이 찌는 것이 당연할 텐데 말이다.

당질만 제한해도 살이 빠지는 데는 비만호르몬이 적게 분비된다는 점 외에 또 다른 이유가 있다. 그중 한 가지는 당질을 적게 섭취하는 식생활이 당질을 많이 섭취하는 식생활보다 몸이 필요로 하는 에너지가 많아 칼로리를 더 많이 소모한다는 점이다.

식사로 섭취한 영양을 에너지로 사용하는 방법에는 크게 두 종류가 있다. 포도당이라는 형태와 지방산이라는 형태다. 인간은 이 두 종류를 다 사용하는데, 포도당의 경우 식생활에 따라 그 공급처가 조금 달라진다.

예를 들어 당질이 적은 식생활로 식사에서 얻는 포도당이 별로 없는 사람은 대부분의 포도당을 자신의 몸에서 만들어낸다. 간에서 포도당을 만드는 작용을 당신생(糖新生)이라고 하는데, 당질을 적게 먹는 사람은 24시간 내내 간에서 당신생이 일어난다. 당질이 적은 식생활을 하는 사람은 당신생이 아주 활발한 것이다.

당질이 많은 식생활을 하는 사람도 당신생이 일어나기는 하지만 그 비율은 훨씬 낮다. 식사로 당질을 섭취하면 소화과정을 거쳐 혈당(혈액 속의 포도당)이 되기 때문에, 당질을 많이 먹으면 그만큼 혈당도 높아져 얼마 동안은 당신생이 일어날 필요가 없다. 식사에서 섭취하는 당질이 많으면 많을수록 당신생은 적게 일어나는 것이다.

여기서 당신생이 중요한 이유는 당신생이 일어날 때 에너지가 상

당히 많이 필요하기 때문이다. 당신생은 칼로리를 소비한다. 따라서
당질을 적게 섭취하는 식생활을 하면 당신생이 활발히 일어나므로,
그만큼 많은 칼로리를 소비하게 된다.

- 당질을 적게 섭취하면 당신생이 활발히 일어나 칼로리를 많이 소비
  한다.

이것이 당질 제한식에서 칼로리를 많이 섭취해도 살이 찌지 않는
한 가지 이유다.

지방을 많이 연소하고 남는 것은 버린다

당질 제한식이 칼로리 제한식보다 살이 쉽게 빠지는 데는 두 가지 이유가 더 있다. 그중 하나는 당질을 많이 섭취하면 식사 후 얼마 동안은 지방이 연소되지 않지만, 당질을 적게 섭취하면 식사 때도 지방이 연소된다는 점이다.

또 한 가지 이유는 당질 중심의 식생활을 하면 필요 이상의 칼로리를 섭취할 경우 남는 포도당이 지방으로 축적되지만, 당질을 적게 섭취하는 식생활에서는 필요 이상의 칼로리를 밖으로 내보낸다는 점이다.

앞에서 이야기했듯이 우리 몸은 포도당과 지방산이라는 형태로 에너지를 사용한다. '지방산'이란 식사로 섭취한 기름 성분이라고 생각하면 된다. 참고로 상온에서 액체인 경우는 기름, 고체인 경우는 지방이라고 하며 둘을 합쳐 유지(油脂)라고 한다. 기름에는 옥수수기름, 콩기름, 참기름 등의 식물성기름과 생선기름이 있고, 지방에는 버터나 마가린 등이 있다.

살이 쪄서 피부 밑이나 내장 주위에 쌓이는 것도 상온에서 고체 상태이므로 지방이다. '몸속의 지방' 이란 이것을 가리킨다. 좀 복잡하지만 구별해서 사용하기 바란다.

인간이 에너지를 얻을 때는 누구든지 포도당과 지방산이라는 두 가지 방식을 다 사용하지만, 당질을 많이 섭취하는 사람과 거의 섭취하지 않는 사람은 이 둘을 사용하는 비율이 다르다. 당질을 많이 섭취하는 사람은 포도당을 이용하는 비율이 훨씬 높은 반면 지방산은 잘 이용하지 못한다. 반대로 당질을 적게 섭취하는 사람은 지방산을 활발히 이용한다. 이 때문에 식사할 때 몸속의 지방을 연소하는 비율과 여분의 칼로리를 처분하는 방식에 차이가 발생하는 것이다.

당질 중심의 식생활을 하는 사람은 식사를 하면 혈당이 증가하므로, 식사 후 얼마 동안은 포도당만 사용하게 되어 지방을 별로 연소시키지 못한다. 여기에 과식까지 하게 되면 필요 이상으로 만들어진 포도당이 지방으로 축척되는 데다, 몸속의 지방을 지방산으로 이용하는 것도 서툴기 때문에 지방이 더 쉽게 쌓인다.

당질을 많이 섭취하는 식생활의 특징을 정리하면 다음과 같다.

• 식사 후 얼마 동안은 몸속의 지방을 연소하지 않는다.

- 비만호르몬이 많이 분비되므로 필요 이상의 칼로리(포도당)는 지방으로 쉽게 축적된다.
- 지방산을 이용하는 것이 서툴기 때문에 몸속의 지방이 잘 줄지 않는다.

당질 중심으로 필요 이상의 칼로리를 섭취하면 살이 찌는 이유는 이 때문이다.

당질을 적게 먹는 사람은 혈당이 별로 증가하지 않으므로 식사할 때도 지방산을 활발하게 이용한다. 식사 때도 몸속의 지방이 연소되고 있는 것이다.

또한 지방산을 이용하는 데 능숙하므로, 필요 이상으로 섭취한 칼로리는 몸속의 지방으로 축적되지 않고 혈액 속에서 지방산이 된다. 지방산은 에너지로 이용될 때 일부가 케톤체라는 물질로 바뀌는데, 케톤체가 불필요할 정도로 많아지면 우리 몸은 이것을 소변과 함께 몸 밖으로 내보낸다. 케톤체는 칼로리가 있기 때문에 이것을 내보낸다는 것은 불필요한 칼로리가 배출된다는 말이다.

당질을 적게 섭취하는 식생활의 특징을 정리하면 다음과 같다.

- 지방산을 능숙하게 이용하므로 식사 때도 지방이 연소된다.
- 불필요한 칼로리는 지방으로 축적되지 않고 혈액 속에서 케톤체가 된다.

• 불필요한 칼로리는 케톤체가 되어 소변과 함께 배출된다.

당질이 적은 식생활을 하면 몸속의 지방은 항상 연소하고 있으며 불필요한 칼로리는 밖으로 배출된다.

당질을 제한할 경우 칼로리에 신경 쓰지 않아도 살이 빠지는 이유로 비만호르몬이 적게 분비된다는 점까지 합치면 네 가지나 된다.

3대 영양소의 '균형'에 숨어 있는 함정

밥이나 빵, 면류 등의 주식을 먹지 않는다고 하면 균형 잡히지 않은 식사라고 생각하는 사람이 많다. 이런 식사로 영양은 충분한지, 육류나 기름기 많은 식품을 먹으니 살이 더 찌는 것은 아닌지 걱정하는 사람도 있다.

현대 영양학에서 3대 영양소로 지칭하는 당질, 지방, 단백질로 고르게 칼로리를 섭취하는 것이 좋은 식사라고 생각하는 사람이 많다. 이 세 영양소의 적정 비율은 당질이 60퍼센트, 지방이 20퍼센트, 단백질이 20퍼센트로 되어 있으며, 일반 가정에서도 거의 이와 비슷한 비율로 식단을 짜고 있다. 당질을 지방의 3배나 먹고 있는 것이다. 흔히 가정식을 건강식이라고 생각하기 쉽지만, 이런 식사로는 비만이나 당뇨병이 증가할 뿐이다.

하지만 비만을 증가시키는 주범으로 가장 먼저 지목된 것은 엉뚱하게도 칼로리 과다 섭취와 지방이었다. 옛날보다 과식을 하는 데다 기름기 많은 음식을 먹기 때문에 비만이 늘고 있다고 생각한 것이다.

그러나 일본의 경우는 1995년부터 평균적인 식사에서 지방 섭취량이 줄기 시작했고, 1997년부터는 식사에서 지방이 차지하는 비율도 감소하기 시작했다. 그런데도 당뇨병과 비만은 계속 늘어났다. 지방이 비만의 원인이라면 이것은 말이 되지 않는다.

미국에서도 비만이 문제가 됐을 때 지방이 범인으로 지목되었는데, 1970년부터 식사에서 지방이 차지하는 비율이 계속 줄었는데도 이후 30년 동안 비만은 2배나 증가했다. 참고로 미국에서는 지방이 줄어든 대신 늘어난 것이 당질이었다.

결정적으로 최근의 수많은 연구를 통해 지방은 비만의 원인도 아니고 혈관 질환의 주범도 아니라는 사실이 명확히 밝혀졌다.

지방은 무조건 몸에 나쁘다?

우리가 오랫동안 믿어 왔던 상식 중에는 잘못된 것이 상당수 되는데, 지방이 몸에 나쁘다는 말도 여기에 포함된다. '지방을 많이 섭취하면 살이 쉽게 찌고, 콜레스테롤이 증가해 혈관을 막기 때문에 병에 걸린다.' '식물성 지방은 그나마 낫지만 동물성지방은 몸에 나쁘다.'라고 믿어 왔고, 아직까지 그렇게 생각하는 사람이 많다.

하지만 이것은 잘못된 사실로 밝혀졌다. 비만에 대해서는 여러 차례 연구를 통해, 칼로리와 지방을 제한한 사람보다 당질을 제한한 사람의 체중이 더 많이 감소했다는 결과가 발표되었다. 예를 들어 앞에서 이야기한 〈미국의사회 잡지〉 등에 게재된 연구결과만 봐도 명백하다. 비만의 원인은 지방이 아니라 당질이었던 것이다.

지방을 섭취하면 콜레스테롤이 증가해서 병에 잘 걸린다는 것도 연구를 통해 잘못된 것으로 밝혀졌다. 심장이나 뇌의 혈관이 막히는 병은 지방이 많은 식사가 아니라 오히려 비만 때문에 생긴다. 그리고 지방을 많이 섭취하는 사람보다 당질을 많이 섭취하는 사람이 살도 잘 찌고 혈관질환도 많으므로, 지방과 비만(또는 혈관질환)은 관계가 없다고 할 수 있다.

콜레스테롤에 대한 생각도 최근에 와서 계속 바뀌고 있다. 콜레스테롤이 혈관질환을 일으키는 원인이 아니라, 오히려 '혈관에 지속적인 염증으로 인한 상처가 있는 경우 그것을 고치기 위해 콜레스테롤이 달라붙는다.'는 설이 유력하다.

식물성기름이 좋고 동물성기름이 위험하다는 말도 잘못된 것이다. 최근의 식생활은 식물성기름의 주성분인 리놀산이 지나치게 많아 오히려 건강에 좋지 않으며, 동물성기름 중에서 특히 생선에 많이 함유된 EPA나 DHA 같은 지방산은 정신 건강에 상당히 도움이 된다는 사실도 밝혀졌다.

지방이 많은 식사 때문에 살이 찌고 병에 걸리며 동물성지방은 몸에 나쁘다는 말은 전부 잘못되었다. 진실은 당질을 제한하는 데 있다. 당질 중심의 식생활에서 벗어나 먹는 것을 즐기면서 건강하게 살을 빼자.

당질을 먹지 않아도 뇌는 활발히 움직인다

당질을 먹지 않으면 뇌 활동이 둔해질까봐 걱정된다는 사람이 있다. 뇌는 포도당만 에너지원으로 사용하기 때문에, 당질을 먹지 않으면 포도당이 부족해져 뇌가 활동하지 않는다고 생각해서다. 이렇게 믿는 의사도 많은데, 이것은 완전히 잘못된 생각이다.

뇌는 포도당뿐만 아니라 지방에서 만들어지는 케톤체라는 물질도 에너지원으로 사용할 수 있다. 생물의 기능이나 활동의 원리를 연구하는 학문을 생리학이라고 하는데, 생리학 교과서에도 과학적 사실로 언급되어 있다.

게다가 혈액 속의 포도당은 당질을 섭취하지 않아도 부족해지지 않는다. 1장에서 잠깐 언급했듯이, 우리 몸에는 당신생이라는 기능이 있어 간에서도 포도당을 만들 수 있다. 이때 포도당의 재료가 되는 것이 아미노산인데, 아미노산은 단백질을 분해한 것이므로 단백질을 많이 먹는 당질 제한식에서는 당신생으로 포도당을 얼마든지 만들어낼 수 있다. 역시 과학적 사실이다.

따라서 당질을 먹지 않아도 뇌는 활발히 움직인다. 실제로 소설가인 미야모토 데루 선생은 당질 제한식을 한 뒤로는 예전보다 일이 잘 된다고 인터뷰를 하기도 했다. 머리가 제대로 움직이지 않는다면 어떻게 소설을 쓸 수 있겠는가.

당질에 대해 이러한 오해가 생긴 데에는 그 나름대로 이유가 있을 것이다. 당질 제한식으로 당질을 끊게 되면, 몸이 거기에 익숙해질 때까지 정신이 조금 불안정해지는 사람이 있다. 항상 대량으로 들어오던 당질이 들어오지 않아 초조해지는 것이다.

실제로 **당질중독**이라는 증상도 있다. 혈당이 급격히 올라가면 뇌 속에서 세로토닌이라는 물질이 분비되는데, 세로토닌은 대표적인 쾌락물질이다. 이 때문에 당질을 항상 입에 달고 살면, 마약이나 각성제 같은 위험한 약과 마찬가지로 중독이 되는 경우도 있다.

당질에 중독된 사람은 당질 제한식을 시작하고 3일 정도는 정신적으로 불안정해지기도 하지만, 일시적인 현상이므로 곧 안정된다. 따라서 걱정 말고 당질 제한식을 계속해나가자.

지방이 잘 연소되는 몸을 만든다

요즘 들어 지방이 잘 연소되는 몸이라는 표현을 자주 듣게 된다. 알 것 같기도 모를 것 같기도 한 말인데, 의학적으로는 어떤 의미인지 간단히 살펴보기로 하자.

지방이 잘 연소되는 몸이란 지방산을 능숙하게 활용하는 몸이라는 의미다. 지금까지 몇 번이나 이야기했듯이, 우리 몸이 에너지를 사용하는 방식에는 포도당과 지방산이라는 두 가지 형태가 있다. 그런데 당질을 많이 먹고 혈액 속으로 대량의 포도당을 들여보내는 시간이 길수록 지방산을 제대로 활용하지 못하게 된다. 지방산을 사용하지 않아도 되는 시간이 길어져, 지방산을 사용하는 구조가 그만큼 약해지기 때문이다.

하지만 당질을 거의 섭취하지 않으면 지방산을 계속 사용하게 되므로 지방산을 능숙하게 활용하게 된다. 혈액 속에 대량의 포도당이 존재하는 시간이 짧으면 짧을수록 지방산을 능숙하게 활용하게 된다. 그렇다고 포도당을 사용하는 구조가 약해지는 것도 아니다. 지방산을 많이 사용할수록 포도당도 능숙하게 활용하게 된다.

어떤 식사를 하느냐에 관계없이 사람은 최저한의 포도당을 필요로 한다. 식사로 포도당의 재료인 당질을 섭취하지 않아도, 우리 몸은 당신생 작용을 통해 단백질에서 필요한 만큼의 포도당을 만들어 내 사용한다.

게다가 당신생으로 포도당을 만들어내는 작업은 하루 종일 이루어지는데, 당신생은 에너지를 필요로 하므로, 결과적으로 그 에너지만큼 우리 몸의 지방을 소비하게 된다.

당질을 자주 섭취하는 식생활을 하면 혈액 속의 포도당이 빈번하게 증가한다. 이 시간 동안은 최저한의 포도당이 확보되어 있으므로 당연히 당신생은 일어나지 않는다. 그만큼 우리 몸이 사용하는 에너지도 적기 때문에 지방도 줄어들지 않는다. 당신생이 일어나는 시간이 길어야 우리 몸의 지방도 줄어드는 것이다.

우리 몸의 지방이 잘 연소되려면 다음과 같은 조건을 만족해야 한다.

• 지방산을 활발히 사용할 것

• 포도당을 당신생으로 많이 만들어낼 것

지방이 잘 연소되는 몸이란 지방산도 포도당도 모두 능숙하게 사용하는 몸이다. 이러한 몸을 만드는 데 가장 적합한 식사법이 바로 당질 제한식이다.

◎ 당질을 적게 먹는 식생활에서는 당신생이 많이 일어나므로 칼로리를 많이 소비한다.

◎ 당질을 적게 먹는 식생활에서는 지방산을 능숙하게 사용하므로, 필요 이상의 칼로리는 케톤체가 되어 소변과 함께 배출된다.

◎ 당질을 적게 먹는 식생활을 하면 식사할 때도 몸속의 지방이 에너지원으로 이용된다.

◎ 식생활에서 지방이 차지하는 비율이 줄고 있는데도 비만은 늘고 있다.

◎ 지방을 많이 먹기 때문에 살이 찌고 병에 걸리며, 동물성지방은 무조건 몸에 나쁘다는 말은 전부 잘못됐다.

◎ 당질에 중독된 사람도 당질 제한식을 시작하면 며칠 안에 안정된다.

◎ 당질 제한식은 지방이 잘 연소되는 몸으로 만들어준다.

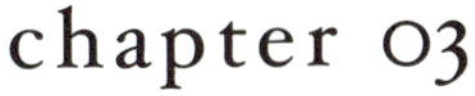
chapter 03

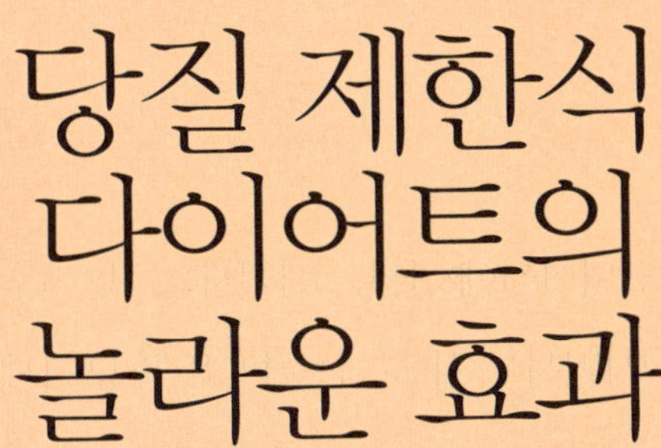
당질 제한식
다이어트의
놀라운 효과

일주일이면 체질이 바뀌는
슈퍼 감량 프로그램

당질 제한식의 체중 감소 효과는 슈퍼 당질 제한식의 경우, 검약유전자를 갖고 있지 않다면 시작한 지 일주일 만에 2~3킬로그램 정도 감소한다.

처음 1~2주일 동안은 체중 감소 속도가 빠르지만, 그 후에는 속도가 감소해 대부분은 반년에서 일 년에 걸쳐 자신의 본래 체중으로 돌아온다. 이런 차이가 나는 이유는 여분의 지방이 각자 다르기 때문이다.

처음 1~2주일 동안 체중 감소 속도가 빠른 이유는 몸에 축적된 지방이 감소하는 데다 수분까지 몸 밖으로 배출되기 때문이다. 예를 들어 이 기간 동안 2킬로그램의 체중이 감소했다면 이 중 약 1킬로그램은 수분의 양이다. 이것은 지방 중심의 식생활로 바뀔 때 일어나는 현상으로, 단식이나 극단적인 저칼로리 다이어트에서도 나타난다.

물론 살이 잘 빠지는 몸으로 안정이 되면 그 후의 체중 감소량은 오로지 지방이 감소한 양이다. 여기에 수분의 양은 들어가지 않는다.

1, 2주 만에 체중이 빠졌다고 당질 제한식을 그만두고 원래의 식생활로 돌아가면 어떻게 될까? 힘들게 바꾸어놓은 몸이 다시 제자리로 돌아가 빠진 수분의 양만큼 체중도 급격히 돌아온다. 극단적인 저칼로리 다이어트를 그만둔 즉시 요요 현상이 찾아오는 것도 이와 같은 이유 때문이다.

물론 처음 1~2주 동안 몸속의 지방이 줄어들었기 때문에 당질 제한식을 그만둔다고 갑자기 예전 체중으로 돌아오는 것은 아니지만, 당질이 많은 식생활을 계속하면 몸도 포도당 중심으로 바뀌기 때문에 결국 원래대로 돌아오게 된다.

중요한 것은 1, 2주일의 효과로 만족하지 말고 당질 제한식을 조금 더 지속해 체질을 확실히 바꾸는 것이다. 다이어트가 끝나도 간단형이나 기본형으로 당질 제한식을 지속해 바뀐 몸을 계속 유지하는 것이 좋다. 살이 잘 빠지는 체질로 안정되면 한 번씩 당질을 먹어도 체중이 갑자기 늘어나지는 않는다.

지방을 연소하는 몸으로 바뀌는 데 걸리는 시간은 빠른 사람의 경우 3일, 대부분은 일주일 정도다. 물론 비만 정도가 심한 사람은 더 오래 걸린다.

나도
다이어트에 성공했다

나는 2002년부터 지금까지 슈퍼 당질 제한식을 계속하고 있다. 그 전에는 대사증후군이 무척 심각했지만 당질 제한식으로 완전히 개선되었다. 여기서는 내 경우를 예로 당질 제한식의 다이어트 효과에 대해 이야기해보겠다.

현재 나는 신장이 167센티미터, 체중은 58킬로그램이다. 학창시절의 체중과 거의 비슷하다고 할 수 있는데, 이 체중을 계속 유지할 수 있었던 것은 당질 제한식을 시작하고 나서부터다. 40대부터 대사증후군이 시작돼 50대에는 체중이 한때 66킬로그램까지 늘어났다.

몸을 돌보지 않고 아무렇게나 생활해서 체중이 늘어난 게 아니다. 오히려 다른 사람보다 건강에 더 신경을 쓰는 편이었다. 일주일에

두세 번은 테니스를 치고 스포츠센터도 부지런히 다녔으며, 병원에서 식사할 때는 현미생선채식, 집에서도 기름기 있는 음식은 피하고 육류보다는 생선 중심으로 식사를 했다. 보통 아저씨와 비교하면 상당히 건강하게 생활한 셈이다. 운동도 하고 식사도 가정식 중심으로 했으며 과식하는 경우도 별로 없었다.

당시의 식생활은 가정식으로 삼시 세 끼 밥을 꼭 챙겨 먹었다. 일반적으로 알려진 비만 예방법으로는 상당히 모범적이라고 할 수 있다. 그런데도 40대부터 점점 배가 나오더니 어느새 체중이 66킬로그램으로 불어 있었다. 표준치를 10킬로그램이나 넘어선 것이다. 당시에는 왜 이렇게 된 것인지 알 수가 없었다.

지금 생각해보면 좋지 않은 습관을 갖고 있었다. 매주 두세 번 테니스를 치고 나면 테니스클럽 사람들과 맥주를 마시고, 2차로 한 군데 더 들러 청주로 마무리를 했다. 그때는 알지 못했지만, 완전히 살을 찌우기 위한 음주였다. 배가 나오고 대사증후군이 심각해진 것도 당연했다.

2002년 당시 내가 근무하고 있는 다카오병원에서는 이미 당질 제한식을 도입해 그 효과가 잘 알려져 있었기 때문에, 나는 망설이지 않고 당질 제한식을 시작했다.

그 결과는 놀라움의 연속이었다. 물론 환자들의 데이터로 효과는 알고 있었지만, 스스로 체험해보니 정말 대단하다는 말밖에 나오지 않았다. 순식간에 체중이 줄어든 것이다. 내 경험은 표준적인 것으로, 처음 일주일 동안 2킬로그램이 감소했고 이후에는 서서히 줄어들어 반년 동안 10킬로그램이나 감량되었다.

내가 당질 제한식을 시작하게 된 계기는 당뇨병 때문이었다. 원래 당뇨병이 되기 쉬운 가계였는데, 직업이 직업인지라 예방에 주의를 기울였음에도 대사증후군을 거쳐 결국 당뇨병이 되고 말았다. 상식적인 비만 예방과 당뇨병 예방을 위한 방식이 얼마나 불충분하고, 당질이 많은 식생활이 얼마나 위험한지 내 몸이 증명한 셈이다.

하지만 당질 제한식을 하면 비만도 개선할 수 있고 당뇨병도 예방할 수 있다. 설령 당뇨병에 걸렸다 하더라도 당질 제한식을 계속하는 한 건강한 사람과 조금도 다르지 않은 생활을 할 수 있다. 역시 내 몸으로 직접 알게 된 사실이다.

살찌는 술, 맥주를 포기하지 못하는 이들에게

이번에는 다이어트에 성공한 한 여성을 소개하고자 한다.

2005년 4월에 슈퍼 당질 제한식을 시작한 S씨는 원래는 아토피성 피부염으로 다카오병원에서 치료를 받고 있던 환자였다. 아토피는 1년 정도 치료를 받자 양호한 상태가 되었는데, 어떻게 된 일인지 체중이 점점 불기 시작했다.

2005년 당시 S씨는 30대 중반으로 신장이 160센티미터, 체중이 64킬로그램으로 비만도를 나타내는 BMI가 25였다. BMI는 세계에서 가장 널리 사용되는 비만도 지표로, 체중(킬로그램)을 신장(미터)의 제곱으로 나눠서 계산한다. S씨의 경우는 신장 1.6(미터)의 제곱이 2.56이므로 64를 이 값으로 나누면 된다.

BMI는 25 이상을 비만으로 판정하므로 S씨는 비만 영역에 들어갔다. S씨는 여느 여성들처럼 단맛이 나는 간식을 좋아하는 데다 맥주 애호가였다. 500cc 캔 맥주를 매일 네다섯 개씩 마시다 보니 어느새 몸무게가 엄청나게 불어 있었다. 이에 S씨는 다이어트를 결심했고 본인의 강력한 희망으로 슈퍼 당질 제한식을 시작했다.

맥주를 마시지 못한다는 점이 S씨에게는 힘든 부분이었지만, 이 문제는 당질이 적게 함유된 발포주(유사 맥주로 당질의 원료인 맥아 비율이 낮다)로 대체해서 해결했다. 그 결과 일 년 후인 2006년 5월 체중이 56킬로그램으로 8킬로그램이나 감소했다. 그 후에도 체중은 계속 줄어들어 1년 10개월 후인 2007년 2월에는 46킬로그램까지 떨어졌다. 20세 때와 같은 체중이라고 하니 젊었을 때의 체형을 되찾은 셈이다. 몸도 건강하고 물론 아토피 증상도 여전히 양호하다.

S씨의 다이어트 성공 요인 중 하나는 맥주를 당질이 적은 발포주로 바꾼 점이다. 맥주는 정말 살이 찌기 쉬운 술이다. 나도 그랬지만 마시게 되면 한두 잔으로 그치지 않고 많이 마시게 되기 때문이다.

S씨의 경우는 당질 제한식을 시작하고 표준 체중으로 돌아오는 데 1년 10개월이 걸렸다. 일반적인 경우보다 시간이 좀 더 걸렸지만 결국 18킬로그램이라는 엄청난 체중 감량에 성공했다.

이처럼 당질 제한식의 효과가 나타나는 시기는 개인차가 있다. 하지만 자연스럽게 그리고 확실히 체중이 떨어지므로 걱정할 필요가 없다.

술자리를 즐기면서도
10개월에 15kg 감량한 비결

이번에는 남성의 경우를 소개하겠다.

K씨는 2006년 5월에 슈퍼 당질 제한식을 시작했다. 그 당시 K씨는 신장이 165센티미터에 체중이 81킬로그램으로 BMI가 29.8이나 되어 비만 기준을 완전히 넘어섰다. 게다가 중성지방과 혈압도 높아 대사증후군 진단 영역에도 포함되었는데, 대사증후군의 특징인 복부비만도 엄청나 허리 사이즈가 103.5센티미터나 되었다. 나는 K씨에게 대사증후군의 위험성에 대해 이야기했고 K씨는 당질 제한식을 시작하기로 결심했다.

K씨는 술이라면 종류를 가리지 않고 즐기는 애주가였는데, 당질 제한식을 시작한 뒤부터는 당질이 많은 술은 완전히 끊고 소주만

마셨다. 술을 마신 후 속을 푼다고 라면이나 우동을 먹던 습관도 버렸다.

슈퍼 당질 제한식을 시작하고 4주 뒤 체중이 4킬로그램, 5개월 후에는 11킬로그램, 10개월이 지나자 15킬로그램이 줄어들었다. 중성지방도 2개월 후에 정상치로 내려왔고, BMI도 24.2로 비만 영역을 벗어났다. 복부비만도 깜짝 놀랄 만큼 개선되어 10개월 후에는 허리사이즈가 84센티미터가 되었다. 남성의 경우는 허리사이즈가 85센티미터 이상일 경우 대사증후군으로 진단받는데, 이 기준으로 보면 K씨는 대사증후군에서 완전히 벗어난 셈이다.

K씨 말로는 슈퍼 당질 제한식을 하고 있어도 밤에는 늘 반주로 소주를 마셨고, 특별히 뭔가를 참고 있다는 느낌도 들지 않아 스트레스를 거의 받지 않았다고 한다.

힘들게 참고 견디지 않아도 체중이 15킬로그램이나 감량되고 허리 사이즈도 20센티미터 가까이 줄어드는 데다, 대사증후군이 사라져 건강해지고 병까지 예방할 수 있다. 왠지 거짓말 같지만 당질 제한식은 바로 이런 다이어트다.

독하지 않아도 누구나 살 뺄 수 있다

당질 제한식으로 다이어트에 성공한 사람은 굉장히 많지만 데이터가 엄밀하지 않으면 의학적인 의미가 없다. 따라서 여기서는 데이터가 아주 확실하다고 판단되는 사람들을 기준으로 당질 제한식의 효과에 대해 알아보고자 한다.

2008년 4월부터 2009년 3월까지 1년간 다카오병원에서 내가 직접 담당한 환자 가운데 BMI가 25 이상이고, 체중 변화 경과가 꼼꼼히 파악된 사람이 8명 있었다.

다음은 이들에 대해 초진 당시, 그리고 당질 제한식을 시작하고 반년 뒤의 체중과 BMI를 비교한 것이다.

1	2	3	4
33세 남성	68세 남성	58세 여성	39세 여성
[초진 당시] 신장 172cm	[초진 당시] 신장 173cm	[초진 당시] 신장 154cm	[초진 당시] 신장 170cm
체중	체중	체중	체중
76.3kg	80.0kg	65.0kg	93.0kg
BMI	BMI	BMI	BMI
25.8	26.7	27.4	32.2
↓	↓	↓	↓
[반년 후]	[반년 후]	[반년 후]	[반년 후]
체중	체중	체중	체중
65.5kg 10.8kg 감소	75.0kg 5.0kg 감소	60.0kg 5.0kg 감소	77.0kg 16.0kg 감소
BMI	BMI	BMI	BMI
22.1 3.7 개선	25.1 1.6 개선	25.3 2.1 개선	26.6 5.6 개선

5	6	7	8
36세 여성	50세 남성	33세 남성	38세 여성
[초진 당시] 신장 151cm	[초진 당시] 신장 163cm	[초진 당시] 신장 174cm	[초진 당시] 신장 158cm
체중	체중	체중	체중
72.0kg	70.0kg	110.0kg	83.0kg
BMI	BMI	BMI	BMI
31.6	26.3	36.3	33.2
↓	↓	↓	↓
[반년 후]	[반년 후]	[반년 후]	[반년 후]
체중	체중	체중	체중
53.1kg 18.9kg 감소	68.7kg 1.3kg 감소	93.0kg 17.0kg 감소	77.5kg 5.5kg 감소
BMI	BMI	BMI	BMI
23.3 8.3 개선	25.8 0.5 개선	30.7 5.6 개선	31.0 2.2 개선

데이터를 보면 8명 모두 체중이 감소하고 BMI가 개선되었다. 평균 치로는 체중이 9.9킬로그램 감소, BMI는 3.7 개선되었다.

체중감소 폭이 크게 차이나는 것은 체질에 개인차가 있는 데다, 실행한 당질 제한식도 달랐기 때문이다. 어떤 사람은 슈퍼 당질 제한식을 하고 어떤 사람은 기본형 당질 제한식을 실행했다. 효과는 기본형이 늦게 나타나지만 본인이 원해서 이 식사법을 선택하는 경우도 있다.

이처럼 당질 제한식의 엄청난 효과는 데이터로도 충분히 증명할 수 있다. 한 가지 주의할 점은 현재 당뇨병 때문에 인슐린주사나 설폰요소제(SU제)를 사용하는 사람은 반드시 의사와 상담한 후 당질 제한식을 시작해야 한다. 또한 신장 기능이 떨어져 있는 사람에게는 이 식사법이 맞지 않다.

이 책은 다이어트를 목적으로 하고 있기 때문에 여기에 해당하는 사람은 거의 없을 것이라 생각되지만, 만일을 위해 밝혀둔다.

평생 살 안 찌는
체질로 바뀐다

슈퍼 당질 제한식을 1~2주일 실행한 사람은 체중 감소로 그 효과를 확실히 알 수 있다. 여기에 힘입어 슈퍼 당질 제한식을 계속해나가도 좋고, 조금 느슨하게 기본형이나 간단형으로 바꿔도 좋다. 당질을 섭취하지 않는 식사가 견디기 힘들다면 이후에는 보통 식사로 돌아가도 되지만, 기본형이나 간단형과는 달리 몸도 예전 상태로 되돌아가고 만다.

살이 잘 빠지는 몸이 유지되고 있는지 어떤지는 체중을 재보면 알 수 있다. 체중이 다시 늘기 시작했다면 슈퍼 당질 제한식의 효과가 떨어졌다는 증거다. 이럴 때는 한 번 더 슈퍼 당질 제한식을 일주일 정도 실시하면 다시 살이 잘 빠지는 몸으로 돌아간다.

슈퍼 당질 제한식으로 조여주고 그 다음은 풀어준다. 효과가 떨어지면 다시 슈퍼 당질 제한식으로 긴장을 주면 된다. 이것이 이 다이어트의 기본 사이클이다.

체중은 하루에 한 번만 재도 된다. 체중은 하루 동안 다소 변동이 있지만, 이 값이 몸속에 있는 지방의 양을 그대로 나타내는 것은 아니다. 수분의 양도 시간에 따라 다르고 소화되지 않은 음식물의 양도 그때그때 다르다. 1킬로그램도 안 되는 사소한 차이에 신경을 곤두세울 필요 없이, 매일 정해진 시간에 한 번만 재고 며칠 동안 체중이 계속 늘어날 때만 신경을 써도 충분하다.

당질 제한식은 자신이 한 만큼 효과가 확실히 나타난다. 일주일 동안 열심히 해서 다이어트에 성공한 사람이라면 잘 알 수 있을 것이다. 효과를 실감하면 당질을 먹지 않는 식생활도 지속하기가 더 쉬워진다. 이 책을 읽는 모든 분들이 당질 제한식으로 젊고 아름다웠던 과거의 체형을 되찾기 바란다.

◎ 슈퍼 당질 제한식을 시작하고 일주일 만에 보통 2~3킬로그램 정도 감소한다.

◎ 표준 체중으로 떨어질 때까지 대부분 반년에서 일 년 정도 걸린다.

◎ 저자도 슈퍼 당질 제한식으로 10킬로그램 감량에 성공했다.

◎ 상식적인 비만 예방으로는 충분하지 않다.

◎ BMI가 25 이상이면 비만이다.

◎ 당질 제한식으로 대사증후군도 사라진다.

◎ 당질 제한식의 효과는 데이터로도 증명할 수 있다.

◎ 체중이 다시 늘기 시작하면 슈퍼 당질 제한식의 효과가 떨어졌다는 증거다.

◎ 당질 제한식 다이어트의 기본 사이클은 슈퍼 당질 제한식으로 조여주고 그 다음은 풀어주는 것으로, 효과가 떨어지면 다시 슈퍼 당질 제한식으로 긴장을 주면 된다.

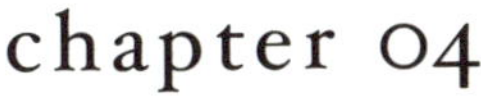

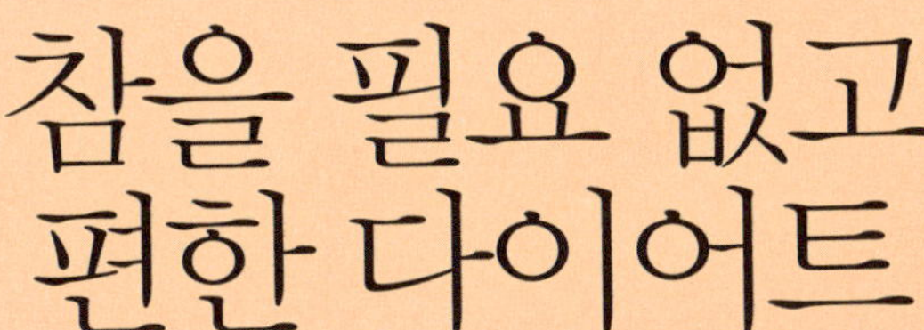

참을 필요 없고 편한 다이어트

마음껏 먹고 단식과 같은 효과를 본다

당질 제한식의 최대 장점을 한 문장으로 정리하면, 참을 필요 없이 맛있는 음식을 마음껏 먹고도 단식 효과를 얻을 수 있는 다이어트라고 할 수 있다. 단식의 효과란 뭐니 뭐니 해도 체중 감량 효과가 크다는 점이니까 말이다.

원래 단식은 불교에서 승려가 행하던 수행이다. 건강에 대한 관심이 어느 때보다 높은 요즘에는 젊은 사람들도 단식원을 자주 찾는다. 물론 나도 단식 경험이 있다.

단식에도 여러 가지가 있는데, 물 이외에는 어떠한 것도 먹지 않는 것을 본단식이라고 한다. 내 경우에는 여러 종류의 단식을 10번 이상 해보았고, 본단식도 한 차례 한 적이 있다. 본단식은 할 때는 상당히 힘들지만, 하고 난 뒤에 마음이 평안해지고 몸 상태도 좋아지며 무엇보다 체중이 급격히 감소한다.

체중 감소량은 개인차가 있지만 보통 3~4킬로그램 정도는 단숨에 빠진다. 아무것도 먹지 않기 때문에 체중이 감소하는 것이 당연하게 생각될지도 모르겠지만, 단식에는 단순히 칼로리를 차단한다는 의미만 있는 것은 아니다. 아무것도 먹지 않는다는 것은 당질도 섭취하지 않는다는 말이다. 이로 인해 에너지 사용 방식이 전환된다는 점이 중요하다.

다시 한 번 이야기하지만 우리 몸이 에너지를 사용하는 방식에는 포도당과 지방산이라는 두 가지 형태가 있다. 현대인의 식생활은 일반적으로 당질이 많기 때문에 아무래도 포도당 쪽을 많이 사용하고 지방산은 거의 사용하지 않는다.

하지만 단식으로 당질을 차단하면 당질에서 만들어지는 포도당도 없으므로, 우리 몸은 어쩔 수 없이 몸속에 축적된 지방을 분해해서 지방산의 형태로 에너지를 사용하게 된다. 단식으로 인해 포도당에만 의지하던 생활에서 지방산을 사용하는 생활로 전환되는 것이다. 그 결과 몸도 건강해지고 살도 잘 빠지게 된다.

단식의 포인트는 지방산을 능숙하게 사용하는 몸으로 바꿔 살을 빼는 것이다. 당질 제한식의 다이어트 효과도 이와 같다.

하지만 단식에는 건강에 좋은 면만 있는 것이 아니라 위험한 부분도 있다. 경우에 따라서는 생명을 잃을 수도 있다. 반면에 당질 제한

식은 다이어트 효과는 같아도 단식보다 훨씬 안전하고 건강에 좋다. 당
질 이외의 영양분은 충분히 섭취할 수 있기 때문이다.

무리한 다이어트는
왜 위험한가

단식은 경험이 풍부한 사람의 지도를 받으며 신중하게 해야 한다. 단식을 할 때 가장 위험한 점은 체중과 함께 근육도 눈에 띄게 빠지는 것이다.

칼로리를 지나치게 적게 섭취하면 우리 몸은 처음에는 지방을 연소하지만, 연소할 지방이 다 떨어지면 근육을 연소하기 시작한다. 내가 본단식을 할 때도 이런 상태였는데 상당히 몸에 벅찼다. 특히 단식을 끝내고 한 달 정도는 계단을 올라가는 것도 힘들었다. 단식으로 다리 근육이 줄어들었기 때문이다.

하지만 근육은 팔이나 다리에만 있는 것이 아니다. 심장도 근육으로 이루어져 있다. 단식을 너무 오래 하거나 지나친 저칼로리 식생활로 심장 근육이 연소되면 어떻게 될까? 심장이 정지한다. 과거에는 혹독한 단식수행 중에 숨을 거둔 승려가 꽤 있었는데, 대부분은 이러한 이유 때문이었다.

현재도 거식증이나 무리한 다이어트로 죽음을 맞는 사람이 있다. 이것은 심장 근육이 소실되었기 때문이다. 따라서 극단적인 저칼로리 다이어트는 위험할 수밖에 없다.

생명을 유지하는 데 필요한 최저한의 에너지를 기초대사라고 하는데, 기초대사에 못 미치는 저칼로리로 살을 빼면 몸에 나쁜 결과만 초래하게 된다. 힘들게 단식을 해서 4, 5킬로그램이 단숨에 빠졌다 해도, 그중 절반은 몸 밖으로 나온 수분의 양이므로 단식을 끝내면 2킬로그램 정도는 바로 되돌아온다. 또한 수분으로 빠져나간 양 외에 실제로 줄어든 체중에는 근육이 감소된 양이 포함되어 있다. 따라서 이런 식으로 체중을 감량하는 것은 몸에 나쁘다.

하지만 지방산을 사용하는 몸으로 전환하게 되면, 근육이 줄어드는 일도 없고 자연스럽게 표준 체중까지 감량할 수 있다. 단식이나 무리한 저칼로리 다이어트로 몸을 상하게 하지 말고, 당질 제한식으로 건강하고 안전하게 살을 빼도록 하자.

애주가도 다이어트에 성공할 수 있다

당질 제한식 다이어트에는 또 한 가지 좋은 점이 있다. 바로 술을 마실 수 있다는 점이다.

대부분의 다이어트는 술을 금하기 때문에 애주가에게는 다이어트가 더 힘들게 느껴지기도 한다. 회식이나 파티 같은 데 참석해도 맹물로 건배를 외쳐야 하니 재미도 없고 주변 사람들에게 미안하기도 하다. 하지만 당질 제한식에서는 술을 허용하기 때문에 이런 스트레스를 느낄 필요가 없다.

원래 알코올이 갖고 있는 에너지는 바로 소비되므로 몸에 전혀 축적되지 않는다. 비만호르몬인 인슐린도 분비되지 않는다. 따라서 알코올 자체는 다이어트에 장애가 되지 않는다. 중요한 것은 술의 종류다.

술에 따라서는 알코올과 수분 외에 당질이 많이 함유되어 있는 것도 있기 때문이다.

맥주 같은 양조주나 칵테일에는 당질이 많이 함유되어 있으므로 당질 제한식에서는 제외시킨다. 반면에 위스키, 브랜디, 소주 같은 증류주는 당질이 들어 있지 않으므로 마셔도 괜찮다. 또한 레드와인은 양조주이지만 당질이 적고 폴리페놀의 효과 등으로 비만호르몬이 잘 분비되지 않기 때문에 어느 정도는 마셔도 괜찮다. 자세한 것은 178, 179페이지의 표를 참조하기 바란다.

술을 좋아하는 사람에게 금주(禁酒)는 인생의 즐거움을 한 가지 버리는 것과 같다. 하지만 당질만 피하고 알코올 자체는 금하지 않는 당질 제한식이라면 애주가도 기꺼이 다이어트에 동참할 수 있을 것이다.

운동 안 해도
살이 빠진다

당질 제한식의 또 한 가지 좋은 점은 몸을 괴롭히지 않아도 된다는 것이다. 아침저녁으로 달리거나 스포츠센터에서 트레이닝을 받지 않아도 살이 빠진다. 물론 운동은 좋은 것이지만 몸을 움직이기 싫어하는 사람도 있다. 당질 제한식은 이런 사람에게 맞는 다이어트법이라 할 수 있다.

그렇다면 운동을 하지 않아도 살이 빠지는 이유는 무엇일까? 그전에 운동을 하면 살이 빠지는 이유부터 알아보자.

우리는 운동으로 살이 빠지는 것이 그만큼 칼로리를 많이 소비하기 때문이라고 생각한다. 물론 이러한 이유도 있다. 하지만 이보다 더 큰 이유는 비만호르몬과의 관계다. 앞에서 설명했듯이 당질을 섭취하면 혈액 속의 포도당이 늘어나 인슐린이 많이 분비된다. 인슐린은 비만호르몬이므로 당질을 많이 섭취하면 결국 살이 쉽게 찌는 것이다.

한편 인슐린이 분비되면 근육이 혈액 속의 포도당을 받아들여 에너지로 이용한다. 반대로 인슐린이 분비되지 않으면 근육은 원칙적으로는 포도당을 이용할 수 없지만, 근육이 어느 정도 활동하고 있을 때는 인슐린이 없어도 포도당을 에너지로 이용할 수 있다. 이 말은 운동이 인슐린의 역할을 대신한다는 뜻이다. 운동을 하면 살이 빠지는 것은 운동이 비만호르몬의 분비량을 줄여주기 때문이다.

비만호르몬은 당질을 적게 먹어도 줄어들기 때문에 이러한 의미에서 당질 제한식과 운동의 효과는 같다고 할 수 있다. 따라서 당질을 끊으면 운동을 하지 않아도 살을 뺄 수가 있다.

여기서는 여러 가지 다이어트법 중에서 당질 제한식 다이어트와 자주 비교되는 저인슐린 다이어트와 저탄수화물 다이어트에 대해 알아보기로 한다. 지금까지 여러 종류의 다이어트를 시도해본 사람이라면 아마도 낯설지 않은 다이어트법일 것이다.

저탄수화물 다이어트 가운데 유명한 것은 1990년대에 유행했던 애트킨스 다이어트(Atkins diet, 로버트 애트킨스 박사가 창시한 저탄수화물 고단백 식사법으로, 황제 다이어트로도 알려져 있다)이다. 이 다이어트 법은 당질을 되도록 제한해서 에너지 사용 방식을 전환하는 것으로, 근본 개념은 당질 제한식과 상당히 유사하다고 할 수 있다.

그러나 안타깝게도 이 방법으로 어떻게 살이 빠지는지에 대해서는 이론이 제대로 정립되지 않았다. 당시는 아직 비만 연구가 지금만큼 진행되지 않았기 때문에 어쩔 수 없기도 했지만, 어쨌든 이 다이어트의 메커니즘에는 비합리적인 부분이 있었다. 게다가 부족한 영양분은 독자적으로 개발한 보조제로 보충하라고 권유했다. 이론도 애매한 데다 장삿속까지 드러낸다는 비난이 쏟아져 결국 한때의 유행으로 끝나게 되었다.

하지만 비만 연구가 상당히 진척된 지금의 관점에서 보면 이 다이어트법 자체는 납득할 만한 부분이 많다는 것을 알 수 있다. 사실 영양보조제를 필요로 한다는 점 외에는 당질 제한식과 거의 같다.

한편 저인슐린 다이어트는 GI(Glycemic Index, 혈당지수)라는 기준으로 식품을 선택하는데, GI가 낮으면 필요한 인슐린이 적으므로 다이어트 효과가 있다고 생각한다. 하지만 아무리 GI가 낮아도 당질을 섭취하면 어느 정도의 인슐린은 필요할 수밖에 없으므로, 다이어트 효과는 제한적이다. 또한 GI 수치는 연구자들마다 조금씩 다르기 때문에 신뢰도에도 문제가 있다.

이 두 다이어트의 기본 개념은 당질 제한식과 거의 같으므로 다이어트 효과는 있지만, 단점도 분명히 존재한다. 이들의 단점을 보완해 더욱 합리적이고 철저하게 발전시킨 것이 바로 당질 제한식 다이어트다.

기름진 음식을 배불리 먹고도 살이 빠지는 메커니즘

다음은 당질 제한식 다이어트의 장점을 정리한 것이다.

우선 참을 필요가 없다는 것. 칼로리를 제한하는 식사법은 배가 고파도 참아야 하고 칼로리가 높다는 이유로 기름을 사용한 조리법이나 육류 요리는 무조건 피해야 한다. 맛있는 음식이란 원래 고단백·고지방이 많으므로, 튀김이나 볶음, 스테이크나 불고기 등 기름기 많은 요리는 금기시되어 있는 칼로리 제한식에서 맛을 즐긴다는 것은 사실상 무리다. 배에서 꼬르륵 소리가 나도 참아야 하고 맛있는 음식도 외면해야 하는 고통스러운 다이어트인 것이다.

반면에 당질을 제한하면 보통은 먹는 양에 특별히 신경을 쓰지 않으므로 배가 부를 때까지 먹어도 된다. 게다가 고단백이나 고지방도 괜찮기 때문에 맛도 즐길 수 있다.

뿐만 아니라 술도 억지로 참지 않아도 된다. 칼로리를 계산해야 하는 다이어트는 술이 고칼로리이므로 금하고 있지만, 당질 제한식에서는 칼로리가 아니라 당질만 신경을 쓰면 되므로 종류만 잘 선택하면 술을 마셔도 상관없다. 참아야 할 부분이 훨씬 줄어드는 것이다.

당질 제한식 다이어트의 또 다른 장점은 간단한 다이어트라는 것이다. 칼로리를 제한하는 경우는 매일 뭔가를 먹을 때마다 칼로리를 계산해야 하는데, 이것은 상당히 번거로운 일이다. 하지만 당질 제한식에서는 당질 함량이 높은 일부 식품을 기억해두고 이것만 피하면 되기 때문에, 일일이 뭔가를 계산할 필요가 없다.

또한 당질 제한식은 운동에 의지하지 않아도 된다. 당질만 피하면 비만호르몬의 분비를 줄여 지방을 능숙하게 사용하는 몸으로 바뀌기 때문이다.

음식의 맛도 즐기고 배부를 때까지 먹고 술도 OK! 게다가 귀찮은 칼로리 계산이나 운동도 필요 없다! 당질 제한식을 오래 지속할 수 있는 것은 바로 이러한 특징 때문이다.

◎ 당질 제한식은 단식과 같은 다이어트 효과가 있는 데다 당질 외의 영양분은 충분히 섭취하므로 안전하고 건강하게 살을 뺄 수 있다.

◎ 극단적인 저칼로리 다이어트는 심장 근육을 약하게 할 위험이 있다.

◎ 알코올은 즉시 소비되므로 몸에 전혀 축적되지 않는다.

◎ 당질 제한식은 비만호르몬의 분비량을 줄여주므로 운동과 같은 효과가 있다.

◎ 저탄수화물 다이어트나 저인슐린 다이어트를 더 합리적이고 철저하게 발전시킨 것이 당질 제한식 다이어트다.

◎ 당질 제한식 다이어트는 참을 필요도 없고 편하기 때문에 오래 지속할 수 있다.

chapter 05

음식을 선택할 때 체크해야 하는 것들

당류, 당분, 당질의 차이

당질 제한식의 식품 선택에 대해 이야기하기 전에 먼저 '당질'이란 무엇인지 정확히 알고 넘어가도록 하자.

당질이라고 하면 흔히 '단것'이라고 착각하기 쉽지만, 사실 전분이나 셀룰로오스 같은 다당류는 당질인데도 단맛이 나지 않는다.

당질이란 단당류와 이당류, 다당류, 당알코올, 인공감미료를 말한다. 단당류에는 포도당과 과당, 이당류에는 설탕의 주성분인 수크로오스와 엿당, 다당류에는 전분이나 셀룰로오스 등이 있다. 간단히 설명하면 이렇게 되는데, 사실 제대로 설명하려면 상당히 복잡하고 설탕과 비슷한 말이 있어 착각하기 쉽다.

예를 들어 '당류'라는 말이 있다. 최근에 판매되는 캔 커피 가운데 '당류 제로' 라는 말이 표시되어 있는 제품이 있는데, 일본 법률 상 '당류' 는 단당류와 이당류만을 가리키는 것이다. 따라서 당알코올이나 다당류가 함유되어 있어도 '당류 제로' 로 써도 법률적으로는 아무 문제가 없다.

하지만 당알코올이나 다당류도 '당질' 이다. '당류 제로' 라고 쓰여 있어도 제품에 따라서는 '당질 제로' 가 아닌 경우가 있다는 말이다. 단, '무당' 이라고 쓰여 있는 경우는 '당질 제로' 와 거의 같다고 볼 수 있다.

한편 '당분' 은 '당질' 보다 정의내리기가 더 힘든 말이다. 법률에 특별히 명시되어 있지도 않고 이 말을 쓰는 사람이 마음대로 의미를 갖다 붙이는 경우가 대부분이기 때문이다. 따라서 '당분 제로' 는 '당질 제로' 가 아닐 확률이 높으므로 특별히 주의해야 한다.

당질 제한식에서 식품을 선택할 때 '당질' 과 거의 같은 의미로 쓸 수 있는 말은 '탄수화물' 뿐이다. 이들의 관계는 '탄수화물 = 당질 + 식이섬유' 라고 생각하면 된다. 여기서 식이섬유는 식품에 따라 들어 있는 비율이 다르지만, 칼로리가 없고 혈액 속의 포도당도 증가시키지 않으므로 고려할 필요가 없다. 또한 당질은 적어도 탄수화물의 양보다 많지는 않을 것이다. 따라서 식품 성분표에 탄수화물의 양만 표시되어 있다면, 탄수화물의 양을 대략적인 기준으로 사용하면 된다. 탄수화물 양이 적으면 당질의 양도 적다고 보면 된다.

피해야 할 식품

　당질 제한식의 기본은 당질을 될 수 있는 한 피하는 것이므로, 당질이 많이 함유된 식품을 알아두는 것이 가장 중요하다(부록 참조).

　당질이 많아서 반드시 피해야 할 식품은 크게 나눠서 전분을 함유한 식품과 단맛이 나는 식품으로 분류할 수 있다. 전분이 많은 식품은 주식인 **곡류**로 만들어진 것과 감자나 고구마 등의 **감자류**다.

　채소 중에도 의외로 전분이 많이 함유된 것들이 있다. 슈퍼 당질 제한식을 하고 있는 내 경우는 총칼로리의 약 12퍼센트가 당질인데, 사실 이 당질 대부분은 채소에서 얻고 있다. 채소 중에서도 호박, 쇠귀나물, 연근, 당근 등은 당질이 비교적 많아 주의해야 한다.

　한편 단맛이 나는 식품은 맛으로 판별할 수 있어 가려내기가 수월

한 편이지만, 별생각 없이 먹게 되는 식품도 몇 가지 있다.

우선 가장 주의해야 할 것이 보존식품이다. 통조림이나 레토르트식품, 진공 포장된 식품에는 설탕을 대량으로 사용한 것들이 있다. 조미료 역시 의외로 알아차리기 힘든데, 소스, 케첩, 맛술 등에는 당질이 많이 함유되어 있다. 또한 단맛이 난다고는 전혀 생각지 못한 조미료에도 당질이 많이 들어간 것이 있으므로, 성분표를 주의 깊게 살펴보도록 하자.

물론 이러한 조미료를 완전히 차단한다는 것은 힘든 일이다. 중요한 것은 어디까지나 한 끼 식사에 들어 있는 당질의 총량이므로, 단맛이 나는 조미료를 무조건 쓰지 않는다기보다 삼간다는 생각으로 주의하면 된다.

당질 제한식에서 식품 선택은 전분이 많이 함유된 식품과 단맛이 나는 식품을 피하는 것만으로 거의 해결할 수 있다.

유제품은 마시지 말고 먹기만 한다

유제품은 요리에 쓰이는 정도는 괜찮지만, 마시는 것은 삼가는 편이 좋다. 유제품의 원료인 우유에 당질인 젖당이 들어 있기 때문이다.

성분을 조정하지 않은 우유의 경우 100cc당 5g의 당질이 들어 있다. 당질 제한식에서는 한 끼 식사에서 섭취하는 당질의 총량이 중요한데, 슈퍼 당질 제한식의 경우 한 끼당 섭취하는 당질의 총량은 대략 10~20g이 적당하다. 따라서 우유를 요리 재료로 사용할 경우는 많아봤자 한 사람당 100cc 이내일 것이므로, 당질의 양도 5g을 넘지 않는다.

하지만 우유를 마실 경우는 한 번에 200~300cc는 마시게 되므로 당질의 양도 무시할 수 없다. 요구르트도 마찬가지다. 마시는 것이든 떠먹는 것이든 요구르트를 먹으면 우유와 마찬가지로 대량의 당질을 섭취하게 되므로 주의하는 것이 좋다.

단, 같은 유제품이라도 치즈나 버터는 괜찮다. 이러한 식품에는 당질이 아주 적게 들어 있으므로 웬만큼 먹어도 섭취한 당질의 양은 얼마 되지 않는다. 양식에는 버터나 치즈를 많이 사용하는데, 이에 대해서도 걱정할 필요가 없다. 또한 치즈는 간식으로도 적당한 식품이다. 당질 제한식에서는 당질을 사용한 과자는 먹을 수 없지만, 치즈는 당질 함유량이 아주 낮으므로 출출하거나 입이 심심할 때 먹으면 좋다.

하지만 마가린은 되도록 먹지 않도록 한다. 마가린에는 당질은 적게 들어 있지만, 대신 트랜스지방산이라는 몸에 나쁜 영향을 미치는 지방이 많이 함유되어 있다. 최근에는 트랜스지방산이 들어 있지 않은 제품도 조금씩 나오고 있지만, 가격이 버터와 별반 다르지 않다고 한다.

감미료
선택하기

단맛을 첨가하는 것은 기본적으로 피하는 편이 좋지만, 도저히 단것을 끊을 수 없다는 사람도 있을 것이다. 이럴 때는 억지로 참는 것보다, 그나마 몸에 영향을 덜 미치는 것을 선택하는 것이 좋다.

조미료 중에서 단맛을 내는 것을 감미료라고 한다. 이 중에서 식물이나 자연식품에 들어 있는 감미성분을 추출해 정제·농축한 설탕, 포도당, 젖당, 엿당 등은 다이어트할 때 피하도록 한다. 이들은 모두 비만호르몬을 분비시키기 때문이다. 과일에 많은 과당은 조금 다르긴 하지만 역시 다이어트를 위해서는 먹지 않는 편이 좋다. 이유는 뒤에서 설명하겠다.

다음은 최근에 많이 사용되는 인공감미료에 대해서다. 미국식품의약국(FDA)이 인정하는 인공감미료는 아스파탐, 사카린, 아세설팜 칼륨, 수크랄로스, 네오탐으로, 다른 나라에서도 식품에 많이 사용되고 있는 것들이다.

'칼로리 제로'가 붙어 있는 콜라나 살이 찌지 않는다고 선전하는 과자에는 흔히 이러한 인공감미료가 사용되므로 먹어도 비만호르몬은 분비되지 않는다. 하지만 최근의 연구에 의하면 다이어트 콜라를 하루에 세 병 이상 마시는 사람은 신장 기능에 장애가 발생할 확률이 아주 높다고 한다. 미국식품의약국에서도 인공감미료는 양을 규제하고 있으므로 많이 먹지 않도록 주의하자.

또 한 가지 주의해야 할 감미료는 최근에 종류가 많이 늘어난 당알코올이다. 이것은 자연에 존재하는 것을 원료로 하기 때문에 전통적인 감미료보다 살이 잘 찌지 않는 건강한 식품이라는 느낌을 준다. 하지만 이 중에서 정말로 살이 찌지 않는 것은 에리스리톨뿐으로, 다른 당알코올은 비만호르몬을 어느 정도 분비시킨다.

에리스리톨은 90% 이상이 소장에서 흡수되지만 대사는 전혀 되지 않고 그대로 소변으로 배출된다. 반면에 다른 당알코올은 쉽게 소화되지도, 흡수되지도 않는다. 흡수가 잘 되지 않는 만큼 장 내에 긴 시간 남아 있게 되므로 많이 섭취하면 설사를 일으킨다. 일부는 흡수도 되기 때문에 어느 정도는 혈당치가 올라간다. 따라서 식품을 고를 때는 성분 표시를 확인해보고 에리스리톨 외의 당알코올이 함유된 식품은 지나치게 먹지 않도록 한다.

저지방 마요네즈의 진실

요즘에는 조미료에도 당질의 양이 표시되어 있으므로 양을 조절할 수 있고, 아주 적은 양만 사용한다면 크게 문제되지 않는다.

옛날부터 판매하던 보통 마요네즈는 괜찮다. 하지만 최근에는 저지방, 저칼로리로 가공한 것들이 하나둘씩 나오고 있는데, 이런 제품은 주의해야 한다. 지방은 살이 찌고 건강에 나쁘다는 오해 때문에 이러한 상품이 만들어졌겠지만, 지방 함량을 낮춘 만큼 맛을 조정하기 위해 설탕 등 여러 가지 당질을 첨가하는 경우가 많다. 하지만 보통 마요네즈는 달걀과 식초, 기름만으로 만들기 때문에 당질 제한식에서는 아무런 문제가 없다. 안심하고 먹어도 된다.

한편 케첩과 소스는 당질 제한식에서는 적당하지 않은 조미료다.

단맛이 강한 만큼 상당히 많은 양의 설탕이 들어 있다. 문제는 당질의 총량이므로 아주 조금 찍어 먹는 정도라면 괜찮겠지만, 대량으로 사용하는 것은 삼간다.

간장은 기본적으로 괜찮다. 하지만 단맛을 가미한 간장도 시판되고 있으므로, 이러한 제품은 주의한다. 맛술은 쌀로 만든 술에 조미료를 첨가한 것이므로 상당한 양의 당질이 들어 있다. 된장은 단맛이 가미된 일본식 흰 된장 외에는 괜찮다.

기본적인 조미료는 이상과 같다. 직접 음식을 만들 때는 조미료에 표시되어 있는 영양 성분표를 확인하고, 외식을 할 때는 단맛이 나는 소스나 양념은 되도록 삼가는 등 상황에 맞게 대처하면 될 것이다.

식물성기름은
몸에 좋은가

당질을 줄여 비만호르몬을 되도록 분비시키지 않는 것이 당질 제한
식 다이어트이므로, 기본적으로 지방은 별 문제가 없다. 하지만 건
강이라는 관점에서 보면 몇 가지 조심해야 할 것이 있다.

가장 주의할 점은 리놀산 과다 섭취다. 리놀산은 지방산의 일종으
로, 2차 세계대전 이후 식물성기름은 몸에 좋고 동물성기름은 몸에
나쁘다는 인식이 퍼진 탓에 섭취량이 계속 증가했다. 리놀산은 우리
몸에 필요한 필수지방산 가운데 하나지만 사실 필요한 양은 아주 적
다. 그런데도 우리는 필요 이상으로 많은 양을 섭취하고 있다. 이렇
게 되면 오히려 건강을 해칠 위험이 있다. 이 때문에 2002년에는 일
본지질영양학회가 리놀산의 섭취량을 줄일 것을 국민에게 긴급 권

고했다.

리놀산은 대부분의 식물성기름에 함유되어 있다. 다이어트에는 아무런 문제가 없지만, 당질 제한식을 오래 지속할 생각이라면 건강을 해칠 위험이 있는 식품은 피하는 편이 좋다. 이보다 더 좋은 방법은 식물성기름을 선별해서 먹는 것이다.

식물성 기름 중에서 가장 권하고 싶은 것은 올레산이 많이 들어 있는 올리브오일이다. 전통적으로 올리브오일을 많이 섭취하는 지중해지방 사람들은 당뇨병이나 혈관질환이 적다고 알려져 있으며, 대규모 연구를 통해 올리브오일이 많이 들어간 식사가 건강에 좋다는 사실이 밝혀졌다. 그 다음으로 좋은 식물성기름은 참기름과 들기름이다. 특히 들기름에는 알파 리놀렌산이 많이 함유되어 있어 심근경색을 예방하는 효과도 있다.

최근에는 몸에 좋다는 기름이 여러 가지 나오고 있다. 이러한 기름에는 몸에 흡수가 잘 되지 않는 물질이 함유되어 있거나 암을 유발하는 등 여러 가지 문제가 있기 때문에 주의하는 편이 좋다.

좋은 지방을 섭취해서 당질 제한식을 건강하게 지속하도록 하자.

과일은 살찌는 식품이다

다이어트를 할 때 잘못 선택하기 쉬운 식품이 바로 과일이다. 사실 과일은 살이 잘 찌는 식품이다. 감미료 부분에서 단것은 비만호르몬을 분비시키기 때문에 삼가야 한다고 이야기하면서, 과일에 많이 함유된 과당 역시 먹지 않는 편이 좋다고 했다. 여기서는 그 이유를 설명하겠다.

과당을 먹으면 혈액 속에 포도당이 그렇게 많이 늘어나지는 않기 때문에 비만호르몬(인슐린)도 거의 분비되지 않는다. 이 때문에 과당을 살이 찌지 않는 당질이라고 생각하기 쉽지만, 결코 그렇지 않다. 오히려 과당은 포도당보다 살이 쉽게 찐다.

왜냐하면 포도당보다 과당이 중성지방으로 쉽게 바뀌기 때문이다. 중성지방은 우리 몸에 축적되는 지방의 원료라고 생각하면 된다. 비만 호르몬이 아무리 분비되지 않아도 중성지방으로 쉽게 바뀐다면 살이 찔 수밖에 없다.

GI가 낮은 식품으로 다이어트를 하는 사람은 이 부분을 착각하기 쉽다. 과당과 과일은 GI가 낮기 때문에 살이 찌지 않는 식품이라고 생각하게 되지만, 과당은 GI는 낮아도 오히려 포도당보다 살이 더 잘 찐다. 따라서 과당이 많이 함유된 과일 역시 살이 쉽게 찐다. 과일에는 과당 외에 수크로오스(설탕의 주성분)와 포도당도 많이 들어 있으며, 바나나 같은 과일에는 전분도 대량으로 함유되어 있다. 이러한 의미에서도 과일은 살이 찌기 쉬운 식품이다.

하지만 대부분의 과일은 수분의 비율도 높기 때문에, 대량으로 먹지 않는 한 과당을 포함한 당질의 총량은 그렇게 많지 않다. 사과나 딸기 같은 과일을 식후에 디저트 정도로 소량 먹는다면 크게 신경 쓰지 않아도 된다. 물론 설탕이나 다른 감미료는 첨가하지 않도록 한다. 과일 중에서 아보카도는 예외적으로 당질을 거의 함유하고 있기 않기 때문에 100퍼센트 안심하고 먹어도 좋다.

말린 과일은 절대 금지!

적당량이라면 생과일은 걱정하지 않고 먹어도 괜찮지만, 말린 과일은 최대한 멀리하도록 한다. 같은 과일이라도 말린 과일은 당질의 비율이 비교도 안 될 만큼 높기 때문이다.

콩과 콩가루의 관계도 마찬가지 원리로 설명할 수 있는데, 같은 식품이라도 수분을 건조시키면 전체 중량은 줄어들어도 당질의 함유량은 변함이 없다. 단위 무게당 당질의 함유량이 늘어나는 것이다. 게다가 말린 과일은 콩가루보다 더 심각해서 건조 후 당질의 비율이 약 10배나 높아진다. 사과의 경우 건조시키면 100g당 당질의 양이 50g이나 된다. 같은 양을 먹어도 말린 과일을 먹었을 때는 그 양의 10배나 되는 생과일을 먹은 것과 마찬가지다.

원래 과일에는 과당이 많이 함유되어 있어 포도당보다 살이 찌기 쉽지만, 생과일의 경우 수분이 많기 때문에 당질의 총량은 얼마 되지 않는다. 그러나 말린 과일은 같은 양을 먹어도 단순히 계산해서 10배나 되는 당질을 먹게 되는 셈이다. 더욱이 그 당질의 대부분은 포도당보다 살이 쉽게 찌는 과당이므로 그야말로 다이어트의 적이다.

비타민이 풍부하게 들어 있다는 점에서는 과일이 미용에 좋을지 모르겠지만, 체중 감소 효과는 확실히 떨어지므로 적정량만 먹는 것이 좋다. 비타민은 채소에도 많이 들어 있으며, 특히 비타민 C는 잎채소에 풍부하다. 당질 제한식에서는 채소에서 비타민을 섭취하므로 과일은 더더욱 먹을 필요가 없다.

과일이라고 하면 무조건 건강에 좋을 것 같지만, 다이어트에 한해서는 그다지 권할 만한 식품이 아니다. 특히 말린 과일은 당질이 농축되어 있기 때문에 다이어트를 할 때는 반드시 삼가야 할 것이다.

음료수 고르기

기본적으로 단맛이 나는 음료수는 피한다. 마셔도 괜찮은 음료수는 녹차나 블랙커피, 감미료가 들어 있지 않은 홍차 등이다. 단맛이 못 견디게 당길 때는 다이어트 콜라처럼 인공감미료가 들어간 음료수를 하루에 한 병까지는 먹어도 괜찮다. 시판되는 청량음료수의 경우 '당질 제로'와 '칼로리 제로'는 괜찮지만 '당류 제로'와 '당분 제로'는 주의해서 선택한다.

건강에 좋을 것처럼 보이는 음료수도 잘 알고 마셔야 한다. 예를 들어 영양 음료에는 당질이 상당히 많이 함유되어 있기 때문에 비만 호르몬이 많이 분비되며, 스포츠 음료는 포도당이 많은 데다 흡수도 빠르기 때문에 역시 비만호르몬이 많이 분비된다. 과일주스도 마찬가지로 삼가는 편이 좋다. 디저트 등으로 생과일을 직접 먹는 경우와 비교하면 주스는 한꺼번에 대량의 당질을 흡수하게 되기 때문이다.

채소주스도 되도록 마시지 않는 편이 좋다. 채소로만 만든 것은 극히 드물고 대부분은 과일을 섞어서 주스로 만들기 때문에 함유된 당질의 양이 상당히 많고, 설탕 등의 감미료를 첨가하는 경우도 있기 때문이다.

토마토주스는 당질을 첨가하지 않고 토마토만을 원료로 하는 것이 대부분이지만, 토마토 자체에 당질이 일정 비율 들어 있다. 따라서 100퍼센트 토마토주스를 마셔도 당질 섭취량이 제법 되기 때문에 마실 때 주의하도록 한다.

우유는 앞에서도 이야기했지만 마시지 않는 것이 좋다. 우유에는 젖당이라는 당질이 들어 있는데, 당질 함유 비율은 그렇게 높지 않지만 우유를 음료수로 마시면 아무래도 양이 많아져 당질을 대량 섭취하게 되기 때문이다.

마셔도 되는
술 종류

증류주는 OK, 양조주와 칵테일은 금지! 이것이 술을 선택할 때의 기본 사항이다. 증류주는 소주, 위스키, 워커, 브랜디 등으로 이들은 당질 함유량이 적어 마셔도 괜찮다.

양조주에는 맥주, 와인, 샴페인 등이 있다. 최근에 많이 나오고 있는 맥주 맛이 나는 발포주도 양조주에 속한다. 양조주에는 당질이 많이 함유되어 있기 때문에 당질 제한식에서는 제외한다.

양조주 중에서 레드와인이나 맥주 맛이 나는 발포주 가운데 당질 함량이 거의 없는 것은 마셔도 괜찮다.

한편 칵테일은 대부분 증류주를 기본으로 여러 가지 주스류를 첨가해서 만든다. 기본이 되는 증류주는 괜찮지만 주스류에 당질이 많기 때문에 삼가는 것이 좋다. 하지만 증류주에 탄산수만 섞은 것은 마셔도 상관없다. 탄산수는 당질이 함유되어 있지 않기 때문이다. 물론 위스키나 소주 등에 탄산수를 섞어 마셔도 괜찮다.

요즘에는 젊은이들을 대상으로 과일 맛이 나는 술이 여러 종류 나오고 있는데, 이러한 술에는 설탕이 많이 들어 있으므로 마시지 않는 편이 좋다.

막상 술자리에 참석하면 자기 마음대로 술 종류를 선택하지 못하는 경우도 있다. 예를 들어 맥주로 건배를 하는데 그 자리에서 거절하기란 힘든 법이다. 이럴 때는 처음 한 잔만 맥주로 하고 그 다음은 증류주로 바꾸면 된다. 맥주도 한 잔 정도라면 당질의 양이 얼마 되지 않는다. 증류주라도 취할 때까지 마시면 이후부터는 아무 술이나 마시기 쉬우므로 주의하도록 한다.

◎ '당류 제로'와 '당분 제로'는 '당질 제로'가 아니다.

◎ '탄수화물'은 '당질'과 거의 같은 의미로 사용할 수 있다.

◎ 당질 제한식에서는 전분이 많은 식품과 단맛이 나는 식품을 피한다.

◎ 유제품은 마시지 말고 요리에 이용하는 정도로 그친다.

◎ 인공감미료와 에리스리톨 외의 당알코올은 지나치게 섭취하지 않도록 한다.

◎ 단맛이 나는 조미료는 되도록 사용하지 않는다.

◎ 리놀산은 삼가고 올레산이 많이 함유된 올리브오일을 많이 먹는 것이 건강에 좋다.

◎ 과일에 많이 함유된 과당은 포도당보다 살찌기 쉽다.

◎ 생과일은 적정량 먹어도 괜찮지만, 말린 과일은 삼간다.

◎ 채소 중에서 뿌리채소는 주의한다.

◎ 시판되는 채소주스에는 당질이 많이 함유되어 있다.

◎ 술은 양조주와 칵테일은 피하고 증류주는 OK.

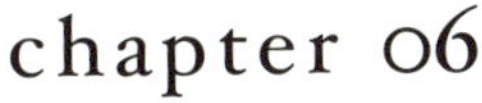

chapter 06

당신의 식탁에서 빼야 할 음식

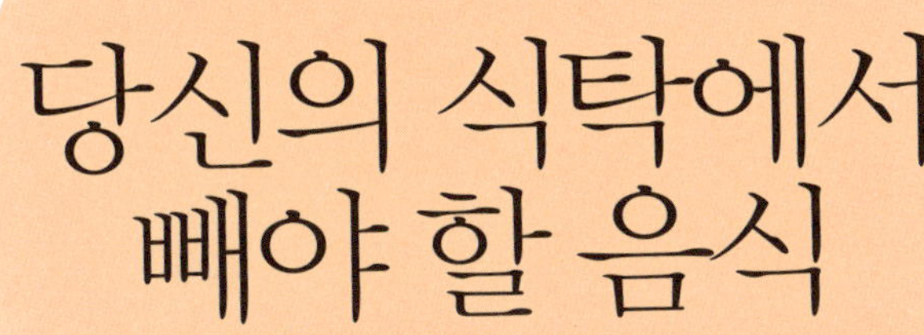

마른 다시마는
위험하다

앞 장에서는 식품을 분류해서 설명을 했고, 이번 장에서는 개별 식품에 대해 몇 가지 주의할 점을 이야기하고자 한다.

흔히 다시마는 다이어트 식품으로 알려져 있고 다이어트 방법 중에는 다시마만 집중적으로 먹는 다시마 다이어트도 있다. 하지만 당질 제한식의 관점에서 보면 다시마는 위험한 식품이라 할 수 있다. 당질이 아주 많이 들어 있는 식품이기 때문이다.

마른 다시마에는 100g 중에 30~40g의 당질이 함유되어 있다. 다시마를 대량으로 먹으면 당질도 대량으로 섭취하게 되므로, 비만호르몬이 증가해 좀처럼 지방이 쉽게 연소되는 몸으로 바뀌지 않는다.

내가 지도했던 한 여성도 이 경우였다. 당질 제한식을 지속해도 효과가 나타나지 않고 비만이 개선되지 않았다. 이상하게 생각되어 하루 식단을 물어보니, 마른 다시마를 매일 100g이나 먹고 있었다. 다시마 다이어트를 하고 있었던 것이다. 아직 다시마 다이어트법을 알지 못했던 터라 이만저만 놀란 게 아니었다. 세상에 다시마를 이렇게 많이 먹는 사람이 있다니!

다시마의 당질 함유량이 이렇게 높은 것은 말린 과일과 같은 원리로 설명할 수 있다. 물기가 있는 다시마는 당질의 양이 그렇게 많지 않지만, 마른 상태의 다시마는 수분이 날아가 당질이 농축되어 있다. 하지만 같은 해조류인 미역은 건조시켜도 당질 자체가 적기 때문에 괜찮다.

마른 다시마가 위험한 것은 어디까지나 통째로 먹는 경우에 한해서이며, 다시마를 우려낸 국물에는 당질이 거의 들어 있지 않으므로 안심해도 된다. 곡물을 원료로 하는 현미차나 메밀차에 칼로리가 없는 것과 마찬가지다.

단맛 나는 토마토는 주의한다

당질 제한식을 할 때 또 한 가지 주의해야 할 것은 토마토다.

보통 토마토의 경우 당질의 양은 100g당 3g 정도이므로, 샐러드 같은 데 넣어 먹거나 이탈리안 소스 등에 이용하는 정도는 크게 신경 쓰지 않아도 괜찮다.

하지만 최근에는 단맛이 강화된 토마토가 많이 나오고 있다. 달다는 것은 당질의 함량이 높다는 말이다. 토마토에 붙어 있는 '당도가 높다' 는 표시는 당질이 많다는 표시이기도 하다. 보통 토마토라면 별 걱정 없이 먹어도 되지만 이런 토마토는 지나치게 먹지 않도록 주의한다.

토마토에 대해 한 가지 더 주의할 것은 토마토주스다. 회사에 따라 다르겠지만, 보통 토마토주스 100g당 약 5g의 당질이 들어 있어 함유량이 그렇게 높지는 않다. 하지만 음료수는 아무래도 일정 양을 단숨에 마시게 된다. 토마토주스 한 캔이 약 180g 정도이므로 단순하게 계산하면 당질의 양은 약 9g인데, 이 정도라면 슈퍼 당질 제한식에서는 적지 않은 양이다. 주스는 액체이므로 당질을 흡수하는 속도도 빠르고 비만호르몬 역시 그만큼 쉽게 분비되므로 삼가는 편이 좋다.

슈퍼 당질 제한식을 할 경우 토마토는 단맛이 강화된 것이 아니라 일반 품종을 선택하고, 주스가 아니라 요리에 넣거나 생으로 먹는 것이 바람직하다.

달걀에 대한 오해

달걀은 단백질 함량이 아주 높고 당질은 적으며 값도 싸다. 따라서 당질 제한식에 안성맞춤인 식품으로 적극적으로 활용하는 것이 좋다.

그런데 대부분의 사람들은 달걀을 '하루에 한 개 또는 두 개 정도' 먹으면 적당하다고 생각한다. 달걀에는 콜레스테롤이 많기 때문에 하루에 여러 개를 먹으면 콜레스테롤이 몸에 쌓여 병이 생긴다는 것이다. 하지만 이러한 상식 역시 칼로리 신화나 지방이 무조건 나쁘다는 생각과 마찬가지로 잘못된 것이다.

우선 달걀을 많이 먹으면 콜레스테롤이 늘어난다는 말 자체가 잘못되었다. 이에 대한 근거로 제시된 것은 콜레스테롤 함유량이 높은 식사를 하면 1~2주 동안 혈액 속의 콜레스테롤이 늘어난다는 실험뿐이었다. 아주 짧은 기간의 데이터만으로 결론을 낸 것이다. 달걀이 콜레스테롤이 많은 식품이라는 점은 확실하므로, 많이 먹지 않는 편이 좋다고 생각한 것이다.

하지만 1년 단위로 관찰한 최근의 연구결과, 식사로 섭취한 콜레스테롤이 몸속의 콜레스테롤을 증가시키는 것은 아니라는 사실이 밝혀졌다. 1~2주라면 콜레스테롤이 많은 식사를 할 경우 우리 몸의 콜레스테롤도 늘어나지만, 1년 이상의 장기간으로 보면 섭취한 콜레스테롤의 양과 몸속의 콜레스테롤 양은 전혀 관계가 없다는 말이다. 이 연구도 신뢰도 높은 전문지에 게재된 유명한 것이다. 또한 연구자들은 콜레스테롤이 늘어나면 건강에 나쁘다는 개념 자체에도 의문을 계속 품어왔다.

결론을 말하면 하루에 달걀을 몇 개까지 먹어도 되는지는 굳이 신경을 쓰지 않아도 된다. 그렇다고 하루에 5개씩, 10개씩 먹는 극단적인 식습관은 좋지 않다. 이에 대한 연구가 진행된 적도 없을 뿐만 아니라 뭐든지 과한 것은 모자란 것만 못하기 때문이다.

콩은 다이어트 식품이지만
콩가루는 주의한다

당질 제한식에서는 두부나 된장, 유부 등 콩 제품이 아주 유용하다. 당질이 적고 고단백인 데다 양이 푸짐해 배가 든든하기 때문이다. 하지만 여기에도 예외가 있다. 바로 콩가루다. 가끔 요리에 사용하는 것은 괜찮지만 콩가루를 매일 대량으로 섭취하는 경우 무시할 수 없는 문제가 발생한다.

콩가루는 콩을 건조시켜 빻은 것이다. 따라서 수분이 날아간 만큼 당질 함유량의 비율은 높아진다. 콩가루는 보통 콩보다 당질이 많은 식품이다. 만약 건강을 위해 콩가루를 먹고 있다면 성분을 조정하지 않은 두유가 낫고, 다이어트 목적으로 고단백 식품을 먹어야 한다면 콩가루가 아니라 콩 분말이 낫다. 콩 분말은 콩가루와는 달리, 껍질을 벗긴 콩을 건조시키지 않고 그대로 가루로 빻은 것이기 때문에 콩가루보다 당질의 비율이 낮다. 콩 분말은 다이어트할 때 여러 모로 도움이 되는 식품이다. 콩 분말을 써서 당질이 적은 케이크를 만들 수도 있고, 튀김을 할 때도 밀가루나 빵가루 대신 사용하면 당질을 많이 줄일 수 있다.

콩 제품은 두부나 두유처럼 그대로 먹을 수도 있지만 다른 요리에도 얼마든지 활용할 수 있다. 콩 제품이 주가 되는 요리를 하지 않아도 샐러드나 국 등에 섞어만 주면 아주 간단히 식단에 변화를 줄 수 있다.

햄과 소시지는
성분 표시를 꼼꼼히 살펴본다

육류는 일반적으로 당질 제한식에서는 먹어도 되는 식품이지만, 가공품의 경우는 주의가 조금 필요하다. 대표적인 육류 가공품은 소시지나 햄 등으로, 여기에는 육류 외에 점성을 주기 위해 전분이 사용되거나 맛이 나도록 설탕이 첨가되기도 한다.

대부분의 소시지나 햄의 경우 전분의 양은 얼마 되지 않고 맛을 내기 위해 첨가한 설탕도 100g 중에 0.5g 정도밖에 되지 않으므로 당질 제한식을 하는 데 크게 문제가 되지 않는다. 게다가 최근에는 '당질 제로' 제품도 여러 종류 판매되고 있으며, 전통적인 방식으로 가공한 제품은 원래 당질을 거의 사용하지 않으므로, 이런 제품 위주로 먹는다면 당질에 대해 걱정하지 않아도 될 것이다.

하지만 전분 등의 첨가물이 많이 들어 있는 제품도 분명히 있기 때문에, 육류 가공품을 살 때는 포장지에 적힌 성분 표시를 보고 당질의 양을 확인하는 것이 좋다.

육류를 먹을 때 또 한 가지 주의해야 할 것은 고기양념이다. 시중에 판매되는 불고기용이나 갈비용 양념에는 대부분 감미료가 들어 있다. 식당에서 사용하는 양념도 크게 다르지 않다. 따라서 고기를 먹을 때는 양념을 사용하는 종류는 피하는 편이 좋다.

또한 포크커틀릿이나 닭튀김은 대부분 밀가루로 튀김옷을 입히는데, 포크커틀릿의 경우 1인분에 약 15g, 닭튀김의 경우는 5~6g의 당질이 튀김옷에 함유되어 있다. 이러한 요리는 먹어도 괜찮지만, 대개 이 정도의 당질이 들어 있다는 것을 머리에 넣어두고 식단을 짜도록 한다.

슈퍼 당질 제한식에서는 한 끼 식사에서 당질의 총량을 20g 이내로 제한하므로, 튀김을 먹을 경우 다른 요리에서 당질의 양을 조정하면 된다.

어묵 고르는 요령

이번에는 반찬이나 간식으로 즐겨 먹는 어묵에 대해 알아보자.

당질 제한식에서 어묵은 삼가는 편이 좋은 식품이지만, 그 이유는 주원료인 생선 때문이 아니라 재료를 섞기 위해 첨가한 전분 때문이다.

제품을 만들어내는 회사에 따라 전분의 양은 상당히 차이가 나는데, 그중에는 전체의 절반 정도가 전분일 정도로 심한 것도 있다. 이 때문에 주의하면서 적게 먹는 것은 괜찮지만 많이 먹지 않는 편이 좋은 식품(▲표시)으로 분류된다(179 페이지 참조).

물론 생선을 듬뿍 넣고 전분은 소량만 섞은 것도 있고, 옛날 방식 그대로 어묵을 만드는 곳에서는 전분을 거의 사용하지 않기도 한다.

따라서 어묵을 고를 때는 반드시 포장지에 쓰인 성분표를 보고 당질이 적게 함유된 것을 구매하도록 한다. 당질이 적은 어묵이라면 충분히 먹어도 별 문제는 없다.

단, 어육 소시지는 피하는 편이 좋다. 어묵과 비슷한 방식으로 만들지만 어묵보다 재료를 섞기 위해 첨가한 전분의 양이 훨씬 많기 때문이다. 이것은 성분 표시를 보면 금방 알 수 있다.

어류 가공품에는 전분이 쓰이는 경우가 많으므로 되도록 성분 표시를 확인하고 고른다. 하지만 개인이 만들어 파는 어묵 중에는 성분을 알 수 없는 경우도 있으므로, 불안하다면 삼가도록 하자.

카레가루에는 밀가루가 들어 있다

카레에 대해 한 가지 알아둘 것은 시판되는 카레가루에는 밀가루가 30퍼센트 정도 들어 있다는 사실이다. 이러한 카레가루로 카레를 만들면 아무래도 당질이 많은 음식이 될 수밖에 없다. 즉석카레에도 당질이 만만치 않게 들어 있다. 1인분에 대개 20~30그램 정도의 당질이 들어 있는데, 이것은 건더기로 들어간 감자나 당근의 당질까지 포함된 양이다.

물론 밀가루가 섞이지 않은 카레가루도 판매되고 있다. 인도 등 본고장의 카레는 밀가루가 들어 있지 않은 카레가루를 쓰기도 하기 때문이다. 슈퍼 당질 제한식을 하는 경우 카레가 먹고 싶다면 이러한 카레가루를 이용해 감자 등을 빼고 만들면 된다.

스튜도 마찬가지. 시판되는 스튜분말이나 스튜소스는 쓰지 않는 편이 좋다. 화이트 스튜의 경우 화이트소스, 비프스튜의 경우는 데미글라스 소스 등을 사용하는데, 이러한 소스에는 밀가루가 많이 들어 있다. 물론 레토르트 스튜도 대량의 당질이 들어 있으므로 먹지 않는 것이 좋다. 번거롭겠지만 콩소메나 레드와인 등을 이용해 직접 만들어 먹는 편이 당질 함량을 낮출 수 있다.

당질 제한식을 계속하는 사람 중에는 직접 요리를 하다가 향신료나 허브에 푹 빠져 요리를 더욱 즐기게 되는 경우도 있다. 여러 가지 시도도 해보고 즐기면서 요리를 하다보면 슈퍼 당질 제한식도 그렇게 번거롭지 않을 것이다.

◎ 말린 다시마에는 당질이 많아서 대량으로 먹으면 안 된다. 단, 다시마로 우려 낸 국물은 OK!

◎ 단맛이 강한 토마토와 토마토주스는 삼간다.

◎ 달걀은 하루에 한두 개 이상 먹어도 괜찮다.

◎ 콩 제품 중에서 콩가루는 당질이 많이 함유되어 있으므로 주의한다.

◎ 육류 가공품은 성분 표시를 보고 당질의 양을 확인한다.

◎ 어묵에는 보통 전분이 섞여 있으므로 성분 표시를 확인한다.

◎ 카레가루에는 밀가루가 많이 들어 있으므로, 밀가루가 들어 있지 않은 것을 구해서 직접 만들어 먹는다.

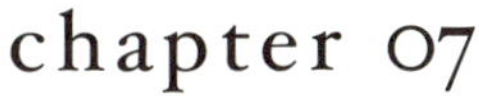

chapter 07

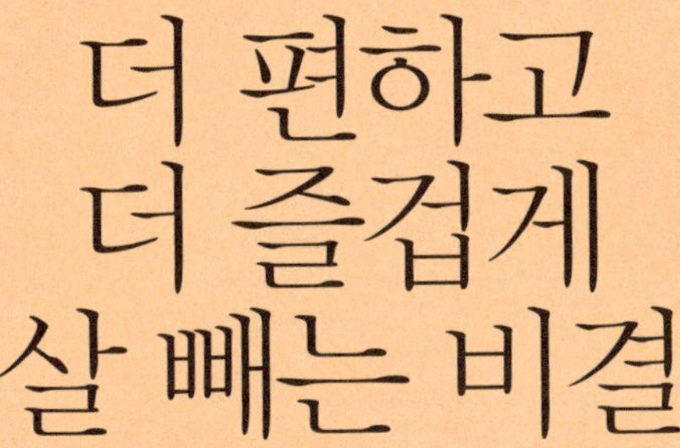

더 편하고
더 즐겁게
살 빼는 비결

식당에서 점심식사할 때 주의할 점

슈퍼 당질 제한식을 실행할 때 가장 곤란한 것은 점심식사다. 회사원이든 학생이든 대부분은 점심을 밖에서 먹게 되는데, 아무래도 외식을 하는 경우는 집에서 먹을 때와 달리 자신이 원하는 대로 먹기가 힘들다. 따라서 여기서는 나의 경험과 당질 제한식을 하고 있는 사람들에게서 배운 내용을 중심으로, 당질 제한식에 맞는 점심식사에 대해 소개하고자 한다.

점심식사를 할 때 편의점을 이용하면 좋다. 이곳에서 파는 식품은 그다지 비싸지 않고, 어묵이나 삶은 달걀, 샐러드, 소시지 등 당질이 적은 식품도 상당히 다양하기 때문이다. 단, 어묵과 함께 있는 국물은 당질이 제법 들어 있으므로 마시지 않는 것이 좋다. 또한 포테이

토샐러드나 마카로니샐러드는 당질 함량이 높으므로 피한다.

최근 빌딩가에는 점심시간 한정 뷔페를 하고 있는 곳이 늘고 있으므로 직장인들은 이곳을 이용하는 것도 좋은 방법이다. 가격이 조금 비싼 것이 흠이지만, 슈퍼 당질 제한식을 하는 동안은 어느 정도 출혈을 각오하고 뷔페를 이용해보자. 백화점 지하 식품매장이나 반찬가게에서 당질이 적은 반찬을 사는 방법도 있다. 반찬을 마음대로 고를 수 있는 도시락 가게가 주변에 있다면 그곳도 이용해보자.

학생의 경우 학생식당이 뷔페식이라면 이곳을 우선순위로 이용한다. 요즘은 사원식당도 뷔페식인 곳이 많은데, 이런 회사에서는 당질 제한식을 하기가 상대적으로 쉬울 것이다.

한편 편의점이나 뷔페가 없는 경우는 일반 식당을 이용할 수밖에 없는데, 이럴 때는 낭비라는 생각이 들기는 하지만 밥을 남기고 반찬 위주로 식사를 한다. 물론 가장 좋은 것은 집에서 도시락을 싸오는 것이다.

저녁식사는
고급 식당보다 주점에서

우선 밥과 국, 반찬이 중심이 되는 정식(한정식)은 일반적으로 서양 요리에 비해 설탕이 많이 들어간다. 특히 정식에 나오는 반찬에는 상당한 양의 설탕을 사용한다. 이것은 고급 식당일수록 정도가 심하다고 할 수 있다. 생선조림이나 나물무침은 물론, 각종 구이에도 설탕을 사용한다. 생각해보면 이런 음식은 대부분 단맛이 날 것이다. 별생각 없이 먹기 쉽지만 당질 제한식을 하는 경우는 이것을 그냥 넘길 수 없다.

　저녁으로 정식을 먹을 때는 생선회는 OK, 구이는 생선이든 닭이든 소금으로 간을 한 것을 먹는다. 튀김을 먹을 때는 튀김옷을 지나치게 먹지 않으면 괜찮지만, 곁들여 나오는 간장에 설탕이 많이 들어가므로 되도록 조금만 찍어 먹는다.

저녁식사로 가장 좋은 것은 샤브샤브다. 고기 외에도 조개나 버섯, 채소, 두부 등 샤브샤브에 들어가는 재료는 대부분 당질이 적은 식품이므로 안심하고 먹을 수 있다. 단, 샤브샤브 소스는 당질이 많은 것이 대부분이므로 많이 찍어 먹지 않도록 조심한다. 마무리로 육수에 칼국수나 수제비 같은 것을 넣어 먹는 경우가 많은데, 이 역시 삼가도록 한다.

생각해보면 정식에서 설탕을 많이 사용하는 것은 간을 할 때다. 맛에 공을 들이는 곳일수록 설탕 사용량도 많아지는 것 같다. 고급 식당은 아무래도 다양한 맛을 내는 데 신경을 쓸 수밖에 없으므로, 간단한 반찬 하나에도 설탕을 사용한다.

따라서 저녁을 먹을 때는 고급 식당은 되도록 피하고 주점 같은 곳에서 간단히 해결하는 편이 좋다. 주점에서 나오는 안주는 대부분 간이 단순해서 설탕 걱정 없이 먹을 수 있는 데다 메뉴도 풍부하다. 생선회도 좋고, 닭꼬치나 생선꼬치의 경우 간장이 아니라 소금으로 간을 해달라고 부탁하면 된다. 게다가 주점에서는 양식 메뉴도 선택할 수 있고 값도 싸다. 당질 제한식을 하는 사람에게는 더할 나위 없이 좋은 곳이다.

양식 메뉴에서
주의할 점

당질 제한식을 실행하기에는 정식보다는 양식이 낫다. 간을 할 때 설탕을 별로 사용하지 않는 데다 당질이 많은 식품이 확실히 구분되기 때문이다. 프랑스 요리에서는 빵이나 디저트, 이탈리아 요리에서는 파스타나 피자를 제외하면 다른 요리는 상당히 자유롭게 먹을 수 있다. 여기서는 이 중에서 주의가 필요한 몇 가지 메뉴에 대해 설명하겠다.

서양식 정식에서도 빵이나 밥이 딸려 나오는데 당연히 이것은 먹지 않도록 한다. 그라탱이나 스튜도 피하는 것이 좋다. 걸쭉한 질감을 내기 위해 밀가루를 많이 사용하기 때문이다. 햄버거에는 빵가루가 사용되는 경우가 있지만, 대부분은 소량이므로 괜찮다. 하지만 케첩이나 데미글라스 소스를 잔뜩 뿌리는 곳도 있으므로, 주문할 때 이러한 소스류는 넣지 말아달라고 부탁하는 것이 좋다.

포크커틀릿이나 닭튀김은 튀김옷에 빵가루(밀가루)를 사용하는데, 당질의 양이 15그램 정도 되므로 허용 범위로 볼 수 있다. 하지만 이 경우도 소스는 최소한으로 한다. 수프는 국물이 맑은 콩소메수프가 좋다.

프랑스 요리에 쓰이는 소스는 대부분 괜찮지만 먹어보고 단맛이 강한 경우는 먹지 않도록 한다. 파이 종류는 밀가루가 많이 들어간 겉 부분은 먹지 않는 편이 좋다.

이탈리아 요리에서는 파스타와 피자 외에 쌀이나 메밀을 사용한 요리도 피한다. 이 외에는 대부분 먹어도 괜찮다.

중화요리는 되도록 피한다

중화요리는 대체로 당질이 많이 들어간다. 만두나 딤섬, 춘권은 만두피를 밀가루로 만들고, 탕수육 같은 요리에 끼얹는 걸쭉한 소스는 녹말이 상당히 많이 들어간다. 볶음밥이나 자장면 같은 면류 역시 먹기 곤란하다. 아마도 당질 제한식에 가장 어울리지 않는 것이 중화요리일 것이다.

하지만 사람들과 어울리다 보면 어쩔 수 없이 중국집에 가게 되는 경우도 있다. 자리를 피하거나 차려진 음식을 무작정 마다할 수는 없으므로, 이럴 때를 대비해 몇 가지 대책을 생각해 놓을 필요가 있다. 내 경우는 중국집에 갈 때 이런 식으로 식사를 한다.

우선 만두 종류는 하나는 통째로 먹고 그 다음부터는 만두피를 벗겨 먹는다. 만두 한 개 분량의 만두피라면 당질의 양도 그렇게 많지 않기 때문이다.

팔보채나 탕수육, 칠리새우 등은 걸쭉한 질감이 특징인데, 이러한 부분은 녹말이 주가 되므로 되도록 제하고 먹는다. 탕수육이나 칠리새우는 여기에 강한 단맛까지 가미되는 경우가 많은데, 이때는 아예 먹지 않도록 한다.

깐풍기 같은 경우는 닭고기에 녹말을 묻혀 튀긴 다음 양념 초간장을 끼얹어 먹는데, 튀김옷 부분은 괜찮다고 하더라도 단맛이 가미된 초간장은 되도록 삼간다. 이 외에 녹말을 사용하지 않은 볶음요리나 전채요리는 괜찮다고 생각되기에 대부분 그대로 먹는다.

중화요리에서 끈적끈적한 질감을 내기 위해 사용하는 녹말가루는 몇 그램 안 되지만, 가게에 따라서는 더 많이 사용하는 경우도 있으므로 되도록 먹지 않는 편이 좋다. 정통 중국식에 가까울수록 일반적으로 맛이 강하므로 설탕도 많이 사용하는 경향이 있다.

간식에 관한 몇 가지 팁

간식은 다이어트 시기에 따라 종류를 엄격하게 제한하기도 한다. 처음 1, 2주 동안은 지방을 능숙하게 사용하는 몸으로 전환하기 위해 슈퍼 당질 제한식을 하는데, 이 시기에 당질이 많은 케이크나 과자 종류를 먹으면 몸이 더디게 전환된다. 따라서 이 기간만큼은 단것을 무조건 삼가도록 한다.

이 시기에도 단것이 못 견디게 당기는 사람은 당질이 아주 적게 들어간 것을 조금만 먹는다. 설탕 함량이 '제로'인 초콜릿이나 설탕 대신 당알코올이 들어간 초콜릿 같은 것이 좋다. 물론 설탕 함량이 '제로'라도 인공감미료가 들어 있으며, 당알코올도 설탕만큼은 아니지만 대부분 비만호르몬을 분비시키므로 매일 먹는 것은 좋지 않다. 20그램 내외의 소량을 일주일에 한두 번 먹는 것으로 그친다.

이것으로 부족한 사람은 당질과 칼로리가 전혀 없는 아이스크림이나 젤리 같은 것을 먹는다. 구하기가 쉽지는 않겠지만, 최근 들어 이러한 제품이 조금씩 출시되고 있다. 이러한 식품은 슈퍼 당질 제한식의 효과를 방해하지 않으므로 괜찮다. 빵 만들기가 취미인 사람은 비만호르몬을 거의 분비시키지 않는 아스파탐과 당질이 적은 콩 분말을 사용해 쿠키나 케이크 등을 직접 만들어보는 것도 좋다.

하지만 간식은 습관이므로 단맛이 나는 과자류는 아예 끊고, 견과류나 치즈처럼 당질이 거의 들어 있지 않은 식품에 입맛을 길들이는 편이 좋다.

슈퍼 당질 제한식 시기를 지나면 일주일에 한두 번 정도는 과자류를 먹어도 살이 잘 빠지는 몸을 계속 유지할 수 있다. 하지만 그만큼 체중이 감소하는 속도도 떨어진다. 따라서 간식으로 당질을 먹는 습관 자체를 바꾸는 편이 결국은 다이어트하기도 편하고 효과도 크다.

맛있는 밥과 빵을 먹으면서 살 빠지는 속도를 높이려면

슈퍼 당질 제한식에서는 주식을 먹을 수 없지만, 간단형과 기본형에서는 먹는다. 슈퍼 당질 제한식으로 지방을 능숙하게 사용하는 몸으로 바뀌면, 그 다음은 간단형이나 기본형으로 하루에 한두 끼 주식을 먹더라도 표준 체중이 될 때까지 체중이 계속 감소한다. 하지만 간단형과 기본형에서도 주식에 조금만 신경을 쓰면, 비만호르몬의 양을 더욱 줄여 체중을 더 빠르게 줄일 수 있다.

예를 들어 현미로 지은 밥이나 통밀가루로 만든 빵을 먹으면 된다. 현미나 통밀가루는 정제를 하지 않은 것이기 때문에, 흰쌀이나 보통 밀가루에 비해 먹고 난 후 혈액 속의 포도당이 늘어나는 속도가 느려 인슐린(비만호르몬)도 많이 분비할 필요가 없다.

요즘에는 현미를 일반 슈퍼마켓에서도 쉽게 구할 수 있으며, 통밀로 만든 빵이나 파스타도 자연식품을 파는 곳이 많으므로 어렵지 않게 구할 수 있다. 물론 직접 가게를 찾아가지 않아도 인터넷을 통해 구매하는 방법도 있다.

되도록 비만호르몬이 적은 편이 다이어트 효과도 높으므로, 간단형이나 기본형에서도 이러한 방식으로 주식에 변화를 주는 것이 좋다.

또한 슈퍼 당질 제한식 시기에도 콩 분말로 만든 국수나 빵이라면 주식 대용으로 먹을 수 있으며, 이 외에 구약감자나 미역으로 만든 라면 등 당질이 적은 식품도 판매되고 있으므로 참고하면 도움이 될 것이다.

주식 대용품은 특별히 없어도 문제가 되지는 않지만, 당질을 제한하는 데 도움이 되기도 한다.

식후 30분 산책의 효과

당질 제한식을 실행하고 있는 사람은 기본적으로 운동이 필요 없다. 특히 하루 세 끼 모두 당질을 제한하는 슈퍼 당질 제한식의 경우는 '전혀' 불필요하다.

하지만 기본형이나 간단형의 경우는 주식으로 당질을 섭취하므로 비만호르몬이 분비된다. 비만호르몬이 적을수록 살이 빠지는 속도는 빨라지므로, 기본형이나 간단형을 할 때도 가능하면 비만호르몬 분비를 줄이는 것이 좋다.

이런 경우에 도움이 되는 것이 운동의 효과를 이용하는 것이다. 앞에서 이야기했듯이 운동은 인슐린, 즉 비만호르몬을 대신하는 역할을 한다. 따라서 산책 같은 유산소운동을 적절히 활용하면 비만호르몬을 줄일 수 있다.

당질을 섭취하고 혈당이 가장 증가하는 때는 식사를 시작하고 30분부터인데, 이 상태로 그냥 두면 비만호르몬도 증가한다. 하지만 이때 유산소운동을 30분 정도 하면 비만호르몬의 분비량을 줄일 수 있다.

유산소운동은 조깅, 수영, 자전거타기, 산책 등 그다지 격렬하지 않은 운동을 말한다. 이 중에서 일상생활에서 손쉽게 할 수 있는 것은 산책(걷기)일 것이다. 산책을 하는 경우는 식사를 시작하고 30분 후에 2~3km 정도 걷는 것으로 충분하다.

- 식사를 시작하고 30분 후에 2~3km(30분 정도) 산책한다.

이러한 유산소운동의 효과는 여러 상황에 응용할 수 있다. 예를 들어 체질 전환이 끝난 뒤에도 슈퍼 당질 제한식을 계속하는 사람이 갑자기 주식이 먹고 싶거나 사정상 먹을 수밖에 없는 경우, 식후에 30분 정도 산책을 하면 당질의 영향을 줄일 수 있다.

반대로 평소에 간단형이나 기본형을 하면서 점심식사 후에 산책을 하는 습관이 있는 사람은 비나 눈 등으로 산책이 힘든 경우 점심식사에서 당질을 제외하면 된다.

풀코스나 회식 등 식사하는 데 시간이 많이 걸리는 경우는 운동하기가 힘들지만, 집에서 식사를 할 때나 점심시간이 자유로운 경우는 충분히 해볼 만하다.

　운동을 특별히 싫어하지 않는 사람이라면 간단한 유산소운동으로 당질 제한식의 효과를 더욱 끌어올릴 수 있다.

◎ 슈퍼 당질 제한식을 할 때 점심식사는 편의점이나 뷔페를 이용하면 좋다.

◎ 저녁식사는 고급 식당보다 주점이 낫다.

◎ 양식이 당질 제한식을 실행하기가 쉽다.

◎ 중화요리는 당질을 제한하기가 힘들지만, 어쩔 수 없는 경우에는 만두피
나 녹말가루를 사용한 부분을 피하는 방식으로 대응한다.

◎ 슈퍼 당질 제한식 시기에는 일주일 동안 단맛이 나는 간식은 먹지 않
는다.

◎ 기본형이나 간단형에서도 주식을 현미나 통밀가루 식품으로 대체하면
비만호르몬을 줄일 수 있으므로 체중 감소 속도가 빨라진다.

◎ 당질을 먹기 시작해서 30분 후에 산책을 30분 정도 하면 비만호르몬을
줄일 수 있다.

당질을
제한하면
라인이 살아나고
건강해진다

피부 미용에도
효과가 있다

당질이 적은 식생활을 계속하면 혈액의 흐름이 좋아진다.

　우리 몸에는 구석구석까지 모세혈관이라는 가는 혈관이 분포한다. 혈액은 이 혈관을 통해 영양분을 운반하거나 상처나 병을 치료하는 물질이나 세포를 보내고 있다. 따라서 혈액의 흐름이 좋아지면 몸에 어떤 일이 생겨도 즉시 복구해 본래의 모습으로 되돌아올 수 있다.

　여성이 가장 신경을 쓰는 피부도 마찬가지다. 피부 트러블이란 피부에 영양분이 부족해 상처나 염증을 일으키고 이것이 잘 낫지 않는 상태를 말하는데, 혈액이 영양분과 상처나 염증을 치료하는 물질을 충분히 운반해주면 트러블은 자연히 낫는다.

아름다운 피부는 자연스러운 피부다. 당질이 적은 식생활을 하면 혈액의 흐름이 좋아져 영양분이나 여러 가지 물질이 피부까지 제대로 전달되므로 자연히 아름답고 깨끗한 피부를 되찾게 된다.

앞에서도 이야기했듯이 당질 제한식은 미용이 아니라 당뇨병 환자를 치료하기 위한 식사법이었다. 그런데 언제부터인가 아토피성 피부염 환자를 비롯한 여러 종류의 피부병 환자들도 당질 제한식으로 상당한 효과를 거두기 시작했다. 이 효과는 피부 질환의 유무에 상관없이 나타났다. 피부병을 갖고 있지 않아도 당질 제한식을 지속하면 피부가 자연스럽게 원래 상태로 돌아온다.

실제로 다이어트를 위해 당질 제한식을 시작한 사람은 대부분 다이어트 효과뿐만 아니라 피부 상태도 개선되었다는 것을 자각하게 된다. 나도 겨울철만 되면 피부가 건조하고 거칠어져서 애를 먹었는데, 당질 제한식을 시작한 뒤로는 한겨울에도 피부가 촉촉한 상태를 유지하고 있다.

당질 제한식은 혈액의 흐름을 좋게 해 피부까지 아름답게 해준다.

모발에 탄력과 윤기가 되살아난다

당질을 제한하는 식생활은 모발에 탄력과 윤기를 되찾아준다. 여성의 경우 머리끝이 갈라지고 푸석한 모발이 건강해지고, 남성의 경우는 탈모가 시작되는 사람이라도 머리카락이 두꺼워져서 풍성해 보인다.

이러한 현상도 혈액의 흐름이 좋아져서 생긴 결과다. 모발 상태는 혈류와 관계가 있기 때문이다. 우리 몸에는 머리카락을 만드는 세포가 있고 모세혈관이 이 세포에 영양을 공급하고 있는데, 혈액의 흐름이 좋아지면 모발 쪽에도 영양이 잘 공급되어 모발이 건강해진다.

사실 "당질 제한식으로 혈액의 흐름이 좋아진다."는 말은 적당한 표현이 아니다. 정확히 말하면 원래 몸 상태로 되돌아온 것뿐이다.

오히려 당질이 많을 때 혈액의 흐름이 비정상적이며 원래 상태에서 벗어난 것이다.

혈액 속에 포도당이 많으면 혈액이 제대로 흐르지 않고 흐름이 나빠진다. 설탕이 들어간 음료수를 손으로 만져보면 끈적끈적한데 포도당 역시 이러한 성질이 있다. 이 때문에 혈액에 점성이 생겨 흐름이 나빠지는 것이다. 그런데 당질 제한식을 계속하면 혈액의 끈적끈적한 성질이 사라져 혈액의 흐름이 좋아진다.

당질을 제한하는 식생활은 살이 잘 찌는 체질에서 살이 잘 빠지는 체질로 바꿔줄 뿐만 아니라, 혈액의 흐름까지 좋게 해준다. 이것이 결과적으로 피부나 모발의 아름다움을 되찾아주고 우리 몸 전체에 좋은 영향을 미치는 것이다.

자연치유력이 좋아진다

당질 제한식으로 살이 빠지고 피부와 모발이 원래 상태로 되돌아오는 것은 겉으로 봤을 때 쉽게 알 수 있는 결과지만, 실은 우리 눈에 보이지 않는 곳에 더 큰 변화가 일어나 몸 전체가 건강한 상태로 되돌아온다. 당질을 적게 섭취하는 식사는 당질을 많이 먹는 식사보다 우리 몸에 부담이 적기 때문에 그로 인한 좋은 영향이 온몸으로 돌아가는 것이다.

우리 몸에는 자연치유력이 있다. 예를 들어 병이 났을 때는 그 원인을 없애고 상처가 생겼을 때는 상처를 회복하며, 병의 원인이 밖에서 들어오면 그것이 나쁜 짓을 저지르기 전에 퇴치한다. 이러한 작용 덕분에 우리 몸은 건강을 유지하고 있다. 하지만 당질을 대량으로 섭취해서 우리 몸이 정신없이 바빠지면 치유 작용에 쓰이던 노동력도 그쪽으로 쏠리게 된다.

당질을 먹으면 우리 몸에 지방을 축적시키는 비만호르몬(인슐린)이 분비되는 일 외에도 건강에 나쁜 영향을 미치는 일이 일어난다. 혈당이 급격하게 증가하면 이것을 줄이기 위해 여러 가지 조정을 해야 하므로 우리 몸은 굉장히 바빠진다. 그런데 이 일이 상상 외로 부담이 되기 때문에 건강을 유지할 여력이 없다.

게다가 혈액의 흐름도 나빠져 병이나 상처를 치료하는 세포가 자신이 작업할 목적지까지 가기가 힘들다. 치유할 여력이 충분하지 않은 데다 혈액의 흐름도 나빠서 몸을 치료하는 세포가 원활하게 움직이기가 어려운 것이다. 이 때문에 당질을 많이 섭취하는 생활을 지속하면 병이나 상처가 잘 낫지 않는다.

하지만 당질을 제한하는 식생활은 그 반대다. 노동력을 쓸데없는 일에 뺏기지 않아도 되고 혈액의 흐름도 좋기 때문에 우리 몸은 원래 역할에 충실할 수 있고 그 결과 자연치유력도 커진다.

아토피, 당뇨, 암에도 효과가 있다

당질을 많이 섭취하면 질병과 상처에 약해진다.

이것은 과장된 표현이 아니다. 당질을 많이 섭취하는 식생활의 종착역은 당뇨병인데, 당뇨병이란 바로 이런 병이기 때문이다.

당뇨병이 있는 사람은 당뇨병 외에 여러 가지 병을 얻기 쉽고 한번 걸린 병은 잘 낫지 않는다. 상처가 생겨도 좀처럼 회복되지 않는다. 이것이 당뇨병의 무서운 점이다. 질병과 상처에 약해지는 것은 앞에서 이야기했듯이 혈액의 흐름이 나빠지고 자연치유력이 약해졌기 때문이다.

반대로 말하면 당질이 적은 식생활을 하면 질병과 상처에 강해진다고 할 수 있다. 이 역시 과장이 아니다. 원래 당질 제한식은 당뇨병 치료식이었으나 이 외의 다른 병에도 효과가 있다는 것이 밝혀졌기 때문이다.

예를 들어 아토피성 피부염, 알레르기성 비염, 꽃가루 알레르기 등의 알레르기 질환에 효과가 있다. 물론 이러한 질환을 갖고 있는 사람이 전부 당질 제한식으로 낫는 것은 아니지만, 증상이 가벼워지는 환자가 압도적으로 많다. 알레르기는 면역이라는 자연치유 작용과 깊은 관계가 있으므로, 당질이 적은 식사가 자연치유력을 높인다는 사실을 증명하는 좋은 예라고 생각한다.

또한 연구결과에 의하면 인슐린이 많이 분비되면 알츠하이머병을 일으킬 확률이 높아지며, 암세포는 혈당을 좋아한다고 한다. 당질 중심의 식생활을 계속하면 혈당이 증가하고 인슐린이 많이 분비된다. 따라서 이러한 생활은 알츠하이머나 암을 일으키기 쉽다고 할 수 있다. 반대로 말하면 당질을 적게 섭취하는 식생활을 계속하면, 알츠하이머나 암이 발생할 위험이 줄어드는 셈이다.

당질을 제한하는 식생활은 심각한 질병까지 예방한다.

다이어트 우울증이 없다

당질을 많이 섭취하는 식생활은 우리 몸의 건강뿐만 아니라 마음의 건강에도 나쁜 영향을 미친다.

앞에서 당질중독에 대해 이야기한 것을 기억할 것이다. 당질이 혈당을 급격히 증가시키면 뇌 속에 세로토닌이라는 쾌락물질이 분비된다. 이 때문에 당질을 습관적으로 섭취하면 약물중독처럼 중독이 돼서 혈당이 떨어지면 초조해진다. 이것이 당질중독이다.

중독까지 가지 않더라도 당질 중심의 식생활을 하면 정신이 불안정해지기 쉽다. 당질을 먹었을 때는 혈당이 높아지는데, 문제는 이것으로 끝나지 않는다. 당질을 먹지 않을 때는 반대로 혈당이 부족해지기 쉽다. 혈당치의 기복이 심해지는 것이다. 그리고 혈당이 많으면 세로토닌이 분비돼서 기분이 좋아지고 혈당이 부족하면 기분이 가라앉는다. 정신이 불안정해지는 것이다.

이것이 심해지면 자율신경실조증이나 우울증으로 발전하는 사람도 있다. 칼로리 제한 다이어트를 하면 우울해지는 사람이 있는데 이것도 같은 이유에서다.

혈당이 부족해지는 것은 몸속에서 포도당을 만드는 당신생 작용이 약해져 있기 때문이다. 당질을 쉴 새 없이 먹으면 몸속에서 포도당을 만들 필요가 없기 때문에 당신생 작용은 점점 약해진다. 여기에 극단적인 다이어트로 단백질까지 부족해지면 당신생 작용으로 포도당을 만들 때 재료가 되는 아미노산도 부족해지므로 혈당은 더더욱 모자라게 된다.

하지만 당질 제한식을 하면 혈당치의 기복이 심하지 않아 정신도 안정된다. 물론 '다이어트 우울증' 같은 것도 없다.

노화를 방지하는 효과가 있다

노화는 혈관에서 시작된다. 혈관이 노화하면 온 몸의 기능이 약해져 전체적으로 노화가 진행된다. 따라서 노화를 방지하려면 혈관을 건강하게 유지하면 된다.

당질 제한식은 혈관의 노화도 방지한다. 혈관의 상태를 파악할 때는 일반적으로 좋은 콜레스테롤 수치, 중성지방 수치, 혈중 포도당 수치를 기준으로 삼는데, 당질 제한식을 계속하면 이들 수치가 전부 개선된다. 혈관이 노화하지 않으니 당연히 우리 몸도 노화와는 거리가 멀어진다.

노화현상 중에서 가장 무서운 것이 암이다. 암은 노화의 증거라고 할 수 있다. 우리 몸의 세포는 분열이라는 형태로 증식한다. 세포는

태어난 이후 계속 분열에 의해 새로운 세포로 교체된다. 하지만 우리 몸에 노화가 진행되면, 세포가 분열을 제대로 하지 못해 원래 세포와 다른 세포가 되는 경우도 있다. 이것이 암 세포다. 따라서 암을 노화의 증거라고 하는 것이다.

혈관이 노화해서 몸속 세포에 필요한 영양분을 충분히 전달하지 못하게 되면, 세포가 분열할 때 문제가 계속 발생해 암 세포가 되기 쉽다.

그런데 연구조사에 의하면, 전통적으로 당질을 제한하는 식생활을 하던 이누이트(북부 알래스카, 캐나다, 그린란드에 사는 인종)는 노화로 인한 암 발생률이 극히 적다고 한다. 이러한 연구는 당질 제한식이 노화를 방지해준다는 사실을 뒷받침해주는 좋은 증거라고 생각한다.

당질 제한은 노화 방지에도 효과가 있는 것이다.

가장 자연스러운 식사로
건강과 아름다움을 되찾자

나는 미용 전문가가 아니기 때문에 어떻게 하면 아름다워지는지를 연구한 적은 없다. 그러나 의사이기에 인간의 건강에 대해서만은 오랫동안 계속 생각해왔다. 그리고 내가 얻은 결론은 다음과 같다.

- 건강의 기본은 식사다. 약은 식사로도 해결이 되지 않을 때 먹으면 된다. 가장 중요한 것은 몸에 무리를 주지 않고 자연스러운 식사를 하는 것이다.
- 우리 몸에 무리를 주지 않는 자연스러운 식사는 당질이 적은 식사다. 인간은 오랜 시간 동안 당질이 적은 식사를 해왔기 때문에 우리 몸은 여기에 맞는 구조를 갖게 되었다.

당뇨병이나 알레르기성 질환 등이 당질 제한식으로 개선된다는 사실과 우리 몸의 구조를 생각해보면, 이것이 의학적으로 이치에 맞는다는 것을 알 수 있다.

한편 식사는 건강의 기본이기도 하지만, 인간의 아름다움에도 가장 큰 영향을 미친다. 우리 몸에 가장 무리를 주지 않는 식사가 또한 우리를 가장 아름답게 만드는 것이다. 그렇다면 당질이 적은 식사는 건강뿐만 아니라 아름다워지는 데도 도움이 될 것이다.

나는 지금까지 당질 제한식을 실천한 사람들이 대부분 비만을 해소하고 피부나 모발이 건강해지는 모습을 지켜봐왔다. 그중에는 살이 빠진 정도가 아니라 몸매 자체가 좋아진 여성도 있었다. 허리가 잘록하게 가늘어진 것은 물론 가슴 사이즈까지 늘어났다. 이것은 단순히 우리 몸의 지방이 줄어들었다는 것만으로는 설명할 수 없다. 오히려 그 사람의 원래 모습으로 되돌아갔다고 생각하는 편이 자연스럽다.

당질 제한식은 인간에게 가장 자연스러운 식사다. 가장 자연스러운 식사로 자신에게 가장 자연스러운 아름다움을 되찾기 바란다.

◎ 당질 제한식은 우리 몸의 혈류를 좋게 하기 때문에 피부와 모발이 자연스러운 상태로 돌아간다.

◎ 당질에는 혈류를 방해하는 성질이 있다.

◎ 당질로 인슐린이 증가하면 몸에 큰 부담이 되므로 건강을 유지할 여력이 없다.

◎ 당질 제한식을 실행하면 자연치유력이 커진다.

◎ 당질 제한식은 비만이나 당뇨병뿐만 아니라 알레르기나 알츠하이머, 암 등 여러 가지 질병을 예방하는 데도 효과가 있다.

◎ 당질이 많은 식생활을 하면 혈당치의 기복이 심해져 정신이 불안정해진다.

◎ 당질 제한식을 하면 정신이 안정되어 다이어트 우울증이 생기지 않는다.

◎ 우리 몸의 노화는 혈관에서 시작되므로, 혈관의 노화를 방지하는 당질 제한식은 노화 방지에도 효과가 있다.

◎ 당질 제한식은 가장 자연스럽고 몸에 무리를 주지 않는 식사이므로 건강뿐만 아니라 미용에도 효과가 있다.

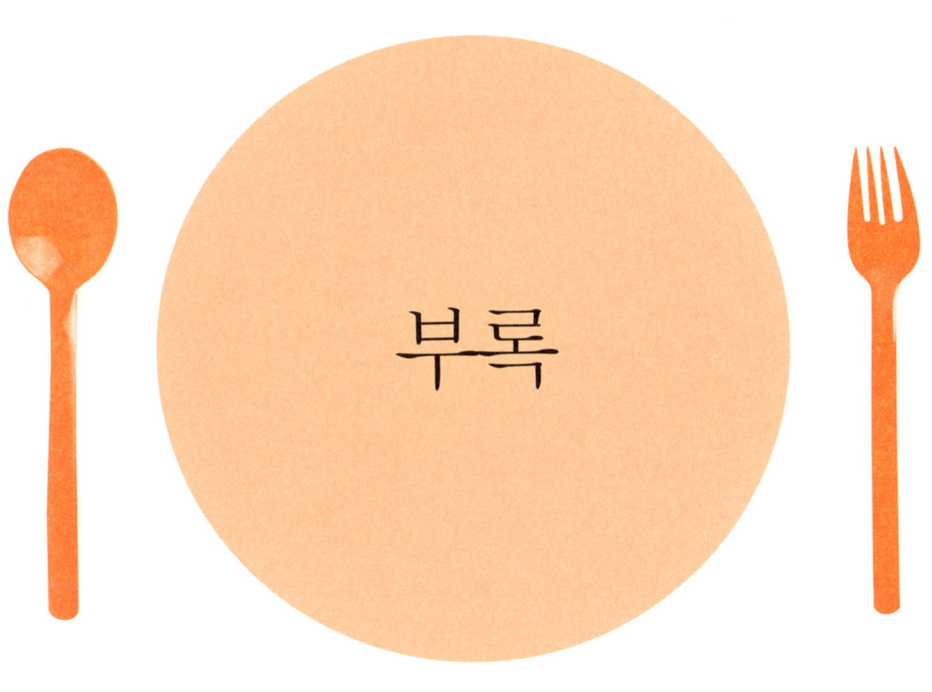
부록

식품 당질량

각 식품에 포함된 당질의 양을 표로 정리한 것이다. 여기서 당질량은 한 사람이 보통 섭취하는 분량에 대한 당질의 양이다. (제공:다카오병원 영양관리과)

*상용량 : 한 사람이 표준으로 먹는 양
*C=컵(200cc), 큰술=15cc, 작은술=5cc

분류	식품명	상용량 (g)	칼로리 (kcal)	당질 (g)	기준	비고
쌀	현미	150	525	106.2	1 컵(밥솥용)	
	흰쌀	160	570	122.6	1 컵(밥솥용)	
	배아미	150	531	111.0	1 컵(밥솥용)	
밥	현미밥	150	248	51.3	1 공기	
	흰쌀밥	150	252	55.2	1 공기	
	배아미밥	150	251	53.4	1 공기	
죽	옹근죽(흰쌀)	220	156	34.3	1 공기	
	원미죽(흰쌀)	220	79	17.2	1 공기	
	미음(흰쌀)	200	42	9.4	1 공기	
	현미죽	220	154	32.1	1 공기	
기타	떡	50	118	24.8	1개	
	팥밥	120	227	48.8	1 공기	
빵	식빵	60	158	26.6	1장	
	바게트	30	84	16.4	1조각	
	호밀빵	30	79	14.1	두께 1cm 1장	
	건포도빵	60	161	29.3	1개	
	버터롤	40	126	18.6	1개	
	크루아상	40	179	16.8	1개	
	잉글리시 머핀	65	148	25.7	1개	
	난(인도 전통 빵)	80	210	36.5	1개	

분류	식품명	상용량 (g)	칼로리 (kcal)	당질 (g)	기준	비고
면	우동(삶은 것)	200	210	41.6	1줌	
	소면	50	178	35.1	1다발	
	중국 쌀국수	150	224	41.9	1인분	
	메밀국수(삶은 것)	150	198	36.0	1줌	밀가루 65%
	마카로니(건조)	10	38	7.0	샐러드 1끼분	
	스파게티(건조)	80	302	55.6	1인분	
기타	만두피	5	15	2.7	1장	
	슈마이용 만두피	3	9	1.7	1장	
	콘플레이크	25	95	20.3	1인분	
	메밀가루	50	181	32.7	1C=100g	
	밀가루	9	33	6.6	1큰술	1작은술=3g, 1C=110g
	생밀기울	15	24	3.9	1개	
	밀기울	5	9	1.5	5조각	
	빵가루	3	11	1.8	튀김옷	
	쌀가루	3	11	2.3	1작은술	1C=120g
	찹쌀가루	11	41	8.7	1작은술	1C=120g
감자류	돼지감자	50	18	6.6		
	구약감자	50	3	0.0		
	고구마	60	79	17.5	1/3~1/4개	1개 약 200~250g
	토란	50	29	5.4	중1개 약 50g	
	감자	60	46	9.8	1/3개	1개 약 150~200g
	감자튀김	50	119	14.7		
	참마	50	33	6.5	1/5개	손바닥 크기 250g
	나라참마	50	62	12.3		
	야생참마	50	61	12.4		
	갈분(칡녹말)	20	69	17.1	1작은술=3g	1큰술=7g,1C=90g
	녹말(감자전분)	3	10	2.4	1작은술=3g	1큰술=10g,1C=120g
	옥수수녹말	3	11	2.6	1작은술=3g	1큰술=7g,1C=90g

분류	식품명	상용량 (g)	칼로리 (kcal)	당질 (g)	기준	비고
감자류	칡국수(건조)	15	53	13.0	1끼분	
	녹두당면	10	35	8.1	1끼분	
	당면	10	34	8.3	1끼분	
콩류	팥(건조)	10	34	4.1		1C=130~150g
	까치콩(건조)	10	33	3.9		1C=160g
	완두(삶은 것)	30	44	5.3		1C=100g
	누에콩(건조)	20	70	9.3		
	메주콩(건조)	10	42	1.1	38개	1C=130~150g
	메주콩(삶은 것)	50	90	1.4		
	콩가루(껍질 벗긴 것)	6	26	1.0	1큰술=6g	
	두부	100	72	1.2	1/2~1/3모	1모=200~300g
	연두부	100	56	1.7	1/2~1/3모	1모=200~300g
	구운두부	50	44	0.3	1/3~1/5모	1모=150~250g
	두부튀김	50	75	0.1	1/2모	1모=120~140g
	유부	30	116	0.4	1장	
	고야두부	20	106	0.8	1장	
	낫토	50	100	2.7	1봉지	
	다진 낫토	50	97	2.3	1봉지	
	비지	40	44	0.9	1인분	
	두유	180	83	5.2	1개	
	생유바*	20	46	0.7		
	말린유바	5	26	0.3	국 1인분	
	템페*	20	40	1.0	1장	
견과류	아몬드(건조)	50	299	4.7	35알	10알=약 15g
	아몬드(볶은 것, 조미)	50	303	5.2	35알	10알=약 15g
	캐슈넛(볶은 것, 조미)	30	173	6.0	20알	10알=약 15g
	호박씨(볶은 것, 조미)	50	287	2.4		
	은행(생 것)	15	28	5.5	1알	

*유바 : 두유를 끓였을 때 표면에 엉긴 엷은 막을 걷어서 말린 식품
*템페 : 인도네시아의 대표적인 음식으로 콩을 발효시켜서 만든 것

분류	식품명	상용량 (g)	칼로리 (kcal)	당질 (g)	기준	비고
견과류	은행(삶은 것)	10	17	3.2	1알	
	밤(생 것)	20	33	6.5	1개	1개=약 15~30g
	호두(볶은 것)	6	40	0.3	1개	1개=약 6g
	코코넛밀크	50	75	1.3	1/4C	
	참깨(건조)	3	17	0.2	1작은술	1작은술=3g,1큰술=10g,1C=120g
	참깨(볶은 것)	3	18	0.2	1작은술	
	피스타치오(볶은 것, 조미)	40	246	4.7	8개	1개=약 5~6g
	해바라기씨(볶은 것, 조미)	40		244	4.1	
	헤이즐넛(볶은 것,조미)	40	274	2.6		
	마카다미아(볶은 것,조미)	50	360	3.0		
	잣(볶은 것)	40	276	0.5		
	땅콩(볶은 것)	40	234	5.0		1C=110g
	버터땅콩	40	237	4.5	40알	1C=125g
	땅콩버터	17	109	2.4		1큰술=17g
채소류	산파	5	2	0.1	양념 1끼분	1단=40g
	신선초	10	3	0.1	1줄기	1단=180g
	그린아스파라거스	30	7	0.6	굵은 것 1자루	
	화이트아스파라거스	15	3	0.4	1자루	
	까치콩	50	12	1.4	무침 1끼분	
	땅두릅나물	20	4	0.6	장국 1끼분	50cm=약 200g
	풋콩	50	68	1.9	1끼분	
	꼬투리완두	20	7	0.9	곁들임*	1깍지=3g
	스냅완두	50	22	3.7	곁들임	1깍지=10g
	완두콩	5	5	0.4	10알	
	오크라	20	6	0.3	2개	
	순무 잎	80	16	0.8	작은 것 1장	
	순무 뿌리	50	10	1.6	작은 것 1개	
	서양호박	50	46	8.6	5cm 한 도막	1개=1~1.5kg

* 곁들임 : 생선이나 고기 옆에 곁들이는 용도

분류	식품명	상용량 (g)	칼로리 (kcal)	당질 (g)	기준	비고
	겨자	35	9	0.4	1포기=35g	
	콜리플라워	80	22	1.8	샐러드 1끼분	1개=350~500g
	박고지(건조)	5	13	1.9		
	양배추	50	12	1.7	중 1장	중 1개=약 1kg
	오이	70	10	1.3	1/2개	중 1개 =150~220g
	소귀나물	20	25	4.8	1개	
	우엉	50	33	4.9	1/3개	중 1개=150~200g
	소송채	80	11	0.4	무침 1인분	
	꽈리고추	4	1	0.1	1개	
	차조기	1	0	0.0	1장	
	쑥갓	15	3	0.1	1줄기	1단=100g
	순채(병조림)	5	0	0.0	장국 1인분	
	생강	10	3	0.5	1조각	엄지손가락 크기=15g
	생강절임	5	3	0.5	곁들임	
채소류	채과	100	15	2.1	1/2개	1개=약 200g
	토란	80	13	2.0	조림 1끼분	한 줄기=50g
	애호박	100	14	1.5	1/2개	1개=200g
	미나리	15	3	0.1	1포기	
	셀러리	50	8	0.9	1줄기	
	데친 고비	50	11	0.3	조림 1끼분	
	누에콩	15	16	1.9	중간 크기 1개	
	무순	5	1	0.1	1끼분	
	무잎	30	8	0.4		
	무	100	18	2.7	조림 1끼분	중 1개=800g~1kg
	무말랭이	10	28	4.7	조림 1끼분	
	데친죽순	50	15	1.1	조림 1끼분	중 1개=350g
	양파	100	37	7.2	조림 1끼분	중 1개=200g
	두릅순	30	8	0.0	3개	
	청경채	100	9	0.8	1포기	

분류	식품명	상용량 (g)	칼로리 (kcal)	당질 (g)	기준	비고
	동아	100	16	2.5	조림 1끼분	1개=약 7.5kg
	옥수수	80	74	11.0	1/2개	1개=100∼150g
	토마토	150	29	5.6	중 1개	
	방울토마토	10	3	0.6	1개	
	토마토홀(통조림)	100	20	3.1	통조림1/2(고형량)	
	토마토주스	180	31	5.9	1잔	
	가지	80	18	2.3	조림 1끼분	
	유채	50	17	0.8	무침 1끼분	
	유채	50	17	0.8	무침 1끼분	
	여주열매	60	10	0.8	1/2개	
	부추	100	21	1.3	1단	
	당근	30	11	1.9	조림 1끼분	중 1개=200g
	마늘	7	9	1.4	1쪽	
	마늘싹	50	23	3.4	1/2단	
채소류	대파	50	14	2.5	조림 1끼분	
	파	5	2	0.2	양념 1끼분	
	배추	100	14	1.9	잎 1장	
	파슬리	1	0	0.0	장식용	1줄기=10g
	피망	30	7	0.8	중 1개	
	붉은피망	75	23	4.2	1/2개	1개=150g
	노란피망	75	20	4.0	1/2개	1개=150g
	머위	25	3	0.4	작은 것 1개	
	브로콜리	50	17	0.4	1끼분	
	시금치	80	16	0.2	무침 1끼분	
	파드득나물	5	1	0.1	5줄기	1단=50g
	양하	10	1	0.1	1개	
	숙주나물	40	6	0.5	1끼분	
	콩나물	40	15	0.0	1끼분	
	몰로키아	110	42	0.4	1봉지	

분류	식품명	상용량 (g)	칼로리 (kcal)	당질 (g)	기준	비고
채소류	백합뿌리	10	13	2.3	1조각	
	양상추	20	2	0.3	1끼분	
	상추	6	1	0.0	1장	
	붉은 상추	15	2	0.2	1장	
	연근	30	20	4.1	조림 1끼분	
	쪽파	50	15	2.3	초된장무침 1끼분	
	고사리	50	11	0.2	조림 1끼분	
절임류	매실절임	10	10	1.4	1개	
	자차이*	10	2	0.0	1접시 1끼분	
	단무지	20	13	2.3	2쪽	
	무절임	20	37	8.2	2쪽	
	무얼절이	20	11	2.4	2쪽	
	갓절임	20	7	0.4	2쪽	
	순무잎절임	20	5	0.5	2쪽	
	김치	20	9	1.0	2쪽	
과실류	아보카도	100	187	0.9	1개	
	딸기	75	26	5.3	5알	
	무화과	50	27	6.2	1개	
	귤	100	46	11.0	1개	
	네이블오렌지*	100	46	10.8	1/2개	
	감	100	60	14.3	1/2개	
	카보스과즙*	5	1	0.4	1작은술	
	키위	120	64	13.2	1개	
	금귤	10	7	1.3	1개	
	그레이프프루트	200	76	18.0	1/2개	
	버찌(일본산)	60	36	8.4	10알	
	수박	180	67	16.6	1/32개	

* 자차이 : 소금에 절인 중국 야채
* 네이블오렌지 : 당도가 높고 신맛이 적어 생과용으로 주로 이용되는 오렌지
* 카보스 : 유자의 일종으로 산미가 강하고 독특한 향이 있어 주로 요리에 쓰인다.

분류	식품명	상용량 (g)	칼로리 (kcal)	당질 (g)	기준	비고
과실류	배	120	52	12.5	중 1/2개	
	서양배	120	65	15.0	중 1/2개	
	여름밀감	200	80	17.6	중 1/2개	
	파인애플	180	92	21.4	1개=약 3kg	
	바나나	170	146	36.4	1개	
	파파야	125	48	9.1	중 1/2개	
	비파나무열매	40	16	3.6	1개	
	포도	60	35	9.1	1/2~1/3송이	
	메론	200	84	19.8	1/4개	1개=약 800g
	복숭아	150	60	13.4	1개	
	유자과즙	5	1	0.3	1작은술	
	여지열매	30	19	4.7	1개	
	라임과즙	5	1	0.5	1작은술	
	사과	100	54	13.1	1/2개	
	레몬	50	27	3.8	1/2개	
	레몬과즙	5	1	0.4	1작은술	
버섯류	팽이버섯	20	4	0.7	국 1끼분	
	목이버섯(건조)	1	2	0.1	1조각	
	표고버섯	20	4	0.3	1장	
	말린표고버섯	3	5	0.7	1장	
	만가닥버섯	20	3	0.2	국 1끼분	
	나도팽나무버섯	10	2	0.2	국 1끼분	
	새송이버섯	20	5	0.6	1개	
	느타리버섯	10	2	0.4	1장	
	잎새버섯	20	3	0.0	국 1끼분	
	양송이버섯	10	1	0.0	1개	
	양송이버섯(통조림)	10	1	0.0	1개	
	송이버섯	30	7	1.1	중 1개	

분류	식품명	상용량 (g)	칼로리 (kcal)	당질 (g)	기준	비고
해조류	대황	10	14	0.8	조림 1끼분	
	구운김	2	4	0.2	1장	
	조미김	2	4	0.3	1끼분	
	녹미채(톳)	10	14	1.3	무침 1끼분	
	자른미역	2	3	0.1	무침 1끼분	
	생미역	20	3	0.4	무침 1끼분	
	다진다시마	3	3	0.2	무침 1끼분	
	실다시마	2	2	0.4	1끼분	
	우뭇가사리	50	1	0.0	1끼분	
	각한천	10	15	0.0	1개	
	미역귀	50	6	0.0	1끼분	
	큰실말	50	2	0.0	1끼분	
유제품	우유	200	134	9.6	1병	
	저지방유	200	92	11.0	1팩	
	생크림(유지방)	100	433	3.1	1/2팩	
	생크림(식물성지방)	5	20	0.1	1팩	
	요구르트 전지무가당	100	62	4.9	1끼분	
	프로세스치즈*	20	68	0.3	6p 1개분	
	코티지치즈*	20	21	0.4	큰 것 2개	
	카망베르치즈	20	62	0.2	1조각	
	크림치즈	20	69	0.5	1조각	
조미료	우스터소스	5	6	1.3	1작은술	1큰술=16g
	돈가스소스(연한타입)	5	7	1.5	1작은술	1큰술=16g
	돈가스소스(진한타입)	5	7	1.5	1작은술	1큰술=16g
	두반장	2	1	0.1	1/2작은술	
	진한간장	6	4	0.6	1작은술	1큰술=18g
	묽은간장	6	3	0.5	1작은술	1큰술=18g
	간장	6	7	1.0	1작은술	1큰술=18g
	과립 콩소메	2	5	0.8	1끼분 사용량	

* 프로세스치즈 : 2가지 이상의 천연치즈를 녹여서 향신료 등을 첨가해 가공한 치즈
* 코티지치즈 : 숙성시키지 않은 부드러운 치즈의 한 종류로 신맛이 강하고 지방질이 적다.

분류	식품명	상용량 (g)	칼로리 (kcal)	당질 (g)	기준	비고
조미료	과립풍미 조미료	2	4	0.6	1끼분 사용량	
	국수장국소스	100	44	8.7	1끼분	
	굴소스	5	5	0.9	1작은술	
	토마토퓌레	5	2	0.4	1작은술	1큰술=15g
	토마토페이스트	5	4	0.9	1작은술	
	케첩	5	6	1.3	1작은술	1큰술=15g
	프렌치드레싱	15	61	0.9	1큰술	1작은술=5g
	사우전드 아일랜드드레싱	14	58	1.2	1큰술	1작은술=5g
	마요네즈	14	98	0.6	1큰술	1작은술=5g
	된장(단맛)	18	39	5.8	1큰술	
	된장(연한 색)	18	35	3.1	1큰술	
	된장(붉은색)	18	33	3.1	1큰술	
	카레분말	25	128	10.3	1인분	
	하이라이스분말	25	128	11.3	1인분	
	술지게미	20	45	3.7	1끼분	
	곡물식초	5	1	0.1	1작은술	1큰술=16g
	쌀식초	5	2	0.4	1작은술	1큰술=16g
	포도식초	5	1	0.1	1작은술	1큰술=16g
	사과식초	5	1	0.1	1작은술	1큰술=16g
	미림	6	14	2.6	1작은술	
기호 음료	청주	180	193	8.1	1홉	
	맥주	350	140	10.9	중 1잔	
	발포주	350	158	12.6	중 1잔	
	화이트와인	60	44	1.2	와인글라스 1잔	
	레드와인	60	44	0.9	와인글라스 1잔	
	로제와인(핑크와인)	60	46	2.4	와인글라스 1잔	
	사오싱주*	50	64	2.6		
	소주(연속식 증류소주)	180	371	0.0	1홉	

*사오싱주 : 찹쌀을 발효시켜 만든 중국 사오싱 지방의 발효주

분류	식품명	상용량 (g)	칼로리 (kcal)	당질 (g)	기준	비고
기호 음료	소주(단식 증류소주)	180	263	0.0	1홉	
	위스키	100	237	0.0		
	브랜디	100	237	0.0		
	워커	100	240	0.0		
	진	100	284	0.1		
	매실주	50	78	10.4	와인글라스 1잔	
육류	소·돼지·닭고기	100		0.1~0.7		
	쇠간	50	66	1.9		
	돼지간	50	64	1.3		
	콘비프*	50	102	0.9		
	육포	10	32	0.6		
	본레스햄	20	24	0.4	1장	
	로스햄	20	39	0.3	1장	
	베이컨	20	81	0.1	1조각	
	비엔나소시지	20	64	0.6	1개	
	살라미소시지*	20	99	0.4	얇은 것 5장	
	프랑크소시지	150	447	9.3	1개	
	소시지	16	43	0.8	1개	
	돼지고기구이	50	86	2.6	1끼분	
알류	달걀	50	76	0.2	1개	
어패류	어류	100		0.1~0.6	1조각	
	피조개	20	15	0.7	조갯살 1개=20g	
	전복	125	91	5.0	1개=250~300g	
	오일사딘*	110	395	1.2	통조림 1개	
	굴	50	30	2.4	깐 것 1개=10g	
	새조개	30	26	2.1	1개	
	조개관자	30	29	1.5	1개	
	오징어	100	88	0.2	1마리	
	말린오징어	30	100	0.1	안주 1끼분	

* 콘비프 : 소금물에 절인 소고기
* 살라미소시지 : 훈제가 아닌 이탈리아식 드라이 소시지
* 오일사딘 : 올리브오일에 절인 정어리

분류	식품명	상용량 (g)	칼로리 (kcal)	당질 (g)	기준	비고
어패류	데친문어	50	50	0.1	1끼분	
	성게	30	36	1.0	1끼분	
어묵류	어묵	20	19	1.9	1cm	1개=100g
	지쿠와*	25	30	3.4	작은 것 1개	
	한펜*	25	60	2.9	1/2장	큰 것 1장=120g

*지쿠와 : 어묵의 한 종류로 어육을 다져 으깬 것을 굽거나 찐 것
*한펜 : 생선살에 마나 녹말을 섞어 갈아 으깬 다음, 네모나 반달 모양으로 찌거나 삶은 것

먹어도 좋은 식품

육류	쇠고기, 돼지고기, 닭고기, 그 외의 육류 가공품(햄, 베이컨, 소시지, 콘비프)
어패류	어류, 조개류, 새우, 게, 문어, 오징어, 조미하지 않은 통조림
유제품	치즈, 생크림, 버터
알 종류	달걀, 메추리알
콩 종류	콩(삶은 것), 콩제품(두부, 유부, 된장, 낫토, 콩비지)
채소류	쑥갓, 그린아스파라거스, 생강, 파, 화이트아스파라거스, 토란줄기, 미나리, 땅두릅, 셀러리, 파슬리, 풋콩, 고비, 피망, 무말랭이, 머위, 무, 브로콜리, 오크라, 죽순, 시금치 순무, 양파, 파드득나물, 콜리플라워, 청경채, 양하, 양배추, 콩나물, 숙주나물, 오이, 동아, 몰로키아, 우엉, 토마토, 상추, 소송채, 방울토마토, 꽈리고추, 가지, 쪽파, 차조기, 유채, 고사리, 토마토주스
견과류	호박씨, 호두, 깨, 잣
버섯류	팽이버섯, 목이버섯, 표고버섯, 만가닥버섯, 나도팽나무버섯, 새송이버섯, 느타리버섯, 잎새버섯, 양송이버섯, 송이버섯
해조류	대황, 김, 녹미채(톳), 미역, 다시마, 우뭇가사리, 한천
조미료	간장, 된장(흰 된장 제외), 소금, 식초, 마요네즈, 향신료
유지류	올리브오일, 참기름, 버터, 라드(요리용 돼지기름), 요리용 쇠기름
기호음료	소주, 위스키, 브랜디, 워커, 진, 럼주, 무당질 발포주, 커피(무설탕), 홍차(무설탕)
곡류	
감자류	구약감자
과일류	아보카도
과자류	

(▲는 삼가는 편이 좋은 식품)

육류	조미통조림
어패류	어묵류▲, 조미통조림
유제품	우유, 요구르트(무설탕)▲, 요구르트(설탕 첨가한 것)
알 종류	
콩 종류	볶은 콩▲, 콩가루▲, 팥, 강낭콩 종류
채소류	호박, 쇠귀나물, 누에콩, 옥수수, 백합뿌리, 연근, 당근▲, 감미료로 맛을 낸 야채절임, 당근주스
견과류	아몬드▲, 은행, 밤, 연자육(연꽃의 열매), 땅콩▲, 땅콩버터, 피스타치오▲, 해바라기씨▲, 마카다미아▲, 캐슈넛▲
버섯류	
해조류	
조미료	우스터소스, 돈가스소스, 흰 된장, 콩소메수프재료▲, 과립풍미 조미료▲, 술지게미, 굴소스, 케첩, 칠리소스, 카레분말, 하이라이스분말, 스튜분말, 불고기양념, 설탕, 꿀, 미림
유지류	리놀산이 함유된 기름▲, 마가린
기호음료	청주, 맥주, 발포주, 와인(레드와인은 ▲), 사오싱주, 매실주, 고량주
곡류	쌀(밥, 죽, 떡), 밀(빵류, 면류, 밀가루, 만두피), 메밀, 콘플레이크
감자류	고구마, 칡, 감자, 갈분, 얼레짓가루, 옥수수녹말, 당면, 참마▲
과일류	딸기▲, 여름귤▲, 파파야▲, 비파나무열매▲, 복숭아▲ 등 당질이 많이 함유된 과일, 말린 과일, 과일통조림, 주스류
과자류	설탕이 들어간 과자류(케이크, 쿠키, 젤리, 아이스크림 등) 스낵과자(포테이토칩 등), 쌀과자(강정 등), 청량음료(100% 과즙, 스포츠드링크도 포함)